尿失禁是可以治好的！

尿失禁
URINARY INCONTINENCE
診治照護全解

台灣尿失禁防治協會理事長 廖俊厚 ──總策畫

26位泌尿科專科醫師 ──合著

還沒到廁所就**憋不住**，好尷尬？

一直**想尿尿**，好麻煩？

整晚**夜尿**好多次，身心都好累？

一提重物就**漏尿**，好糗？

身上不時有**尿騷味**，好沮喪？

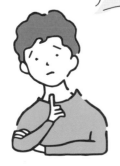

專文推薦 1

以感同深受之心，守護民眾的泌尿健康

文／江漢聲

輔仁大學校長

台灣尿失禁防治協會第一屆理事長

　　有位失明的人向一群人募款，他說：「大家把眼睛閉起來一分鐘，想像你自己的世界黑暗就是全部，你就會知道我們的痛苦。」

　　感同身受的經驗得到當場每一個人的支持。同樣地，我們可以對大眾說：

　　「你們想像一下，如果在開會的時候，褲子無預警全濕了，你會有多尷尬？如果你要包著尿片，夏天會有多難受？」

　　這就是為什麼 1997 年在廠商的支持下，和婦產科、復健科、小兒科以及相關的專業人員創立了「台灣尿失禁防治協會」，因為有那麼廣大的人口有尿失禁的困擾，而且大部分是怕為人所知，沒有勇氣求醫，他們限制自己的社會生活，改變了自己的人生情緒，需要許許多多的社會資源來協助。

　　尿失禁防治協會在 20 多年來歷任理事長的帶領和會員的努力之下，已經為臺灣社會尿失禁的患者做了許多的防治、醫療與服務。時至今日，

有更多的年輕醫師加入，憑著他們的熱忱，在這本書中提供了許多相關於尿失禁的最新知識，曾經發表在尿失禁防治協會的網站、手冊，集結成書後更能嘉惠許多病人。

所以我在這裡鄭重推薦這本書，書中有尿失禁的各種成因，治療的方法，生活中注意事項，由我們專業的醫生娓娓道來，對尿失禁病人，是那麼誠摯的箴言，這種同理心的建構，就如我文章一開始所言，讓大家感動，我們就一起來幫助尿失禁病人回到乾爽的日子吧！

協助民眾獲取正確泌尿知識 尋得專業醫療處置

文／**林登龍**

臺北榮民總醫院泌尿部教授

台灣尿失禁防治協會第二、第三屆理事長

　　暫時憋一下尿，等一下再排尿，對於正常人來講是很簡單普通的事情，但事實上其背後運作的膀胱生理卻是非常複雜，也因此容易發生毛病而造成尿失禁或者排尿困難的情況。如何運用簡單易懂的方式讓病人與民眾了解排尿的生理以及可能發生的問題並不容易，然而這是一個泌尿科醫師必須擔負起的社會責任。

　　過去台灣尿失禁防治協會出版不少專業書籍，但較少專為民眾撰寫的書，本次協會邀集全臺灣各地區優秀的泌尿科醫師以深入淺出的方式撰寫衛教文章，內容涵蓋廣泛，包含男性女性的尿失禁以及排尿問題，也包括了尿路感染、間質性膀胱炎、神經性膀胱，以及兒童的尿床。各個年齡層的民眾都可以從中獲得有用的資訊。最難能可貴的是這些醫師作者們都非常年輕，他們用了更親民更貼近時代的方式來讓民眾了解他們自己的排尿功能。

　　相信本書的文章可以傳達正確的醫療知識給民眾，不但可以讓民眾了解自己的下泌尿道如何運作，必要時也知道如何去尋找適當的醫療。如果可以達到這樣的效果，那這本書的使命就完成了。

專文推薦 3

影響生活品質的功能性泌尿問題

文／郭漢崇

花蓮慈濟醫院泌尿部主任
台灣尿失禁防治協會第四、第五屆理事長

大部分的膀胱功能及排尿問題，並不會影響到生命安全，對於健康或許有些影響，但主要的還是對於生活品質造成極大的困擾。在自主神經支配的系統中，膀胱是最容易受到情緒影響的器官，而排尿障礙的症狀，也是人們最難以忍受的。急尿的時候找不到廁所，還沒到廁所尿就跑出來，想要尿的時候卻尿不出來，晚上睡覺醒來褲子濕了一大片。這些情況如果經常發生，不只對於生活品質有影響，也對個人尊嚴及自信心造成嚴重的打擊。而這些問題就是我們所謂的「功能性泌尿學」。

台灣尿失禁防治協會自從 25 年前創會以來，一直以提升國人泌尿系統健康、改善排尿生活品質、提供正確衛教知識教育民眾為主要任務。經過多年的努力，功能性泌尿學也在泌尿科及婦女泌尿科界廣受重視。歷經四分之一世紀，我們在全國各大教學醫院也培育了許多年輕的醫師，致力於功能性泌尿學的研究、醫療、與發展。這些年輕的醫師，經常在尿失禁防治協會發表論文，也在各種研討會中互相切磋，研究如何改善國人膀胱健康及排尿障礙的問題。更難能可貴的是，他們利用各種自媒體發聲的機會，把正確的衛教知識帶給民眾。這對於經濟已經開發

的臺灣，正是最迫切需要的醫療資源。

　　本書由 26 位國內年輕一代的泌尿科醫師，分別在各種功能性泌尿學的領域，將正確的診斷觀念、治療方法、衛教常識、和預防措施，詳細地用淺顯的文字加以説明。對於婦女應力性尿失禁、膀胱過動症、間質性膀胱炎、男性前列腺肥大、手術後的失禁後遺症、神經性膀胱的診斷與處置、老年人的尿失禁、以及兒童尿失禁和尿床等問題很完整的敘述。讀者可以從他們的文章中，了解到很多功能性泌尿學疾病的成因、診斷、治療以及應注意事項。對於深受排尿障礙之苦的民眾，本書可以滿足大家的需求，從中擷取所需要的知識。

　　年輕一代醫師的加入，使得台灣尿失禁防治協會蓬勃發展，而他們在各個醫學中心努力的耕耘，提供民眾正確的衛生教育及優質的醫療內容，更讓國人膀胱健康及排尿障礙得到更好的保障。本人能為本書寫序，深感榮幸。

治療失禁
迎接「暢流」人生

文／莊燿吉

高雄長庚紀念醫院泌尿科教授
台灣尿失禁防治協會第六、第七屆理事長

尿失禁是常見的惱人疾病，不分男女老幼，皆可能會遇到這類難題。其病因包含骨盆器官構造變異及功能異常等，而神經失調及其他共病因子，亦增加尿失禁診治上的困難。

臺灣有一群泌尿科醫生鑽研尿失禁，從基礎醫學的艱深理論到臨床醫學的實質應用，代代相傳，努力不懈。在尿控專業領域，屢屢創新，引領世界，多所貢獻。

欣聞台灣尿失禁防治協會理事長廖俊厚教授，集結了 26 位泌尿科專科醫師，將這一難懂的常見疾病以生活化、口語化的方式，編撰成書，希望能使民眾對於尿控、失禁，多所了解，免於恐懼。詳讀此書，定能心生不疑，迎接排放自如的暢流人生。

新一代泌尿專科醫師
為民眾健康把關

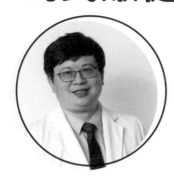

文／**廖俊厚醫師**

台灣尿失禁防治協會理事長
耕莘醫院安康院區醫務部主任兼新耕外科部主任
臺大醫院泌尿部兼任主治醫師

　　台灣尿失禁防治協會（Taiwan Continence Society, TCS）成立於 1997 年，主要是結合國內醫療及照護專業人才，透過提供民眾有關尿失禁及下泌尿道排尿障礙疾患正確的資訊，並進行相關疾病的研究及新醫療器材或新技術的引進，以期能解決病友相關問題。在過去 25 年來，在江漢聲、林登龍、郭漢崇以及莊燿吉等歷任理事長的帶領之下，一直在守護臺灣民眾下泌尿道健康以及相關領域的研究具有舉足輕重的地位，也發行了相當多的專業及相關衛教的書籍。

　　過去這兩年雖然因為新冠疫情，許多過去我們習以為常的事情，如大型民眾衛教活動以及出國開會，變得相當的困難，但我們追求醫學進步及善盡應盡社會責任的意志，並未因此有絲毫的減少。尿失禁的創新治療方式，從過去的下泌尿道肉毒桿菌注射，到近年來流行的血小板

濃厚血漿（Platelet Rich Plasma, PRP）注射，以及低能量震波在下泌尿道應用，在協會以及會員的共同努力下，不管在基礎研究以及臨床推廣上，都有了不可小覷的進展。其他像是尿道括約肌填充劑的使用、脛骨神經電刺激（Percutaneous Tibial Nerve Stimulation, PTNS）、骶神經電刺激（Sacral Nerve Neuromodulation, SNM）、攝護腺支架（Urolift®）等新儀器或新技術的使用，也是我們這幾年來努力的重點。

疫情讓我們過去常舉辦的大型衛教活動無法如期舉行，因此我們這兩年把重點轉往社群網站的經營，由於許多年輕新血的投入，我們在台灣尿失禁防治協會臉書（Facebook）粉絲團上，除了有每月駐站醫師回答問題，更增加了定期醫師網路直播跟「泌室大逃脫」衛教影片單元，用更生動多元以及互動的方式向民眾傳遞正確的泌尿知識。除此之外，由郭漢崇教授領導的脊髓損傷排尿處置專家小組，除了定期開會討論及跟傷友交流外，也預計完成臺灣自己的脊髓損傷排尿處置的治療原則，更將推出「脊管家 APP」，透過專為傷友設計的 APP，讓傷友能夠獲得正確的知識及順利尋求適當的就醫管道。

這兩年來協會在民眾衛教方面的努力，讓我們累積了不少的資料，在鄒頡龍副理事長的建議及規劃下，我們首次將這些資料集結成書，除了提供民眾正確的醫療知識外，也讓大家認識我們年輕一輩醫師的風采。

協助民眾遠離排尿困擾生活有品質

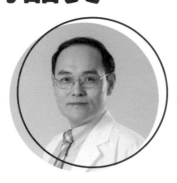

文／鄒頡龍醫師

中國醫藥大學附設醫院
泌尿部婦女泌尿科主任
中國醫藥大學醫學系部定教授
台灣尿失禁防治協會副理事長

　　擔任台灣尿失禁防治協會網路委員會主委以及主編多年，剛好見證了媒體的快速演變：從開始的紙本、電子報並行，慢慢的，紙本期刊式微，而以電子報為主，電子報的耕耘才剛上軌道，新興的媒體又如雨後春筍般冒出來。我們開始耕耘 FB，還有 line 群組，溝通的管道越來越多樣化。

　　身為網路主編，卻有很深的體認：媒體種類雖然眾多，民眾接受的健康訊息五花八門，無奇不有，但如果是錯誤的資訊，對健康不僅沒有幫助，反而有害。知識的正確性是非常重要的。因此尿失禁防治協會每個月都邀請全國各大醫學中心優秀的醫師擔任駐站醫師，除了解答民眾的線上提問，介紹醫學期刊最新有關於排尿障礙的學術論文，並以簡潔生動的方式寫下衛教文章。

　　經過數年耕耘，我們發現這些文章已經成為內容豐富的健康資料庫。因此，協會邀請這些年輕的作者將他們的文章重新整理，搭配生動的插畫，完成這本書。

　　醫學的目的，在促進民眾的健康。尿失禁以及排尿障礙雖然對生命不會造成威脅，卻對於生活品質有負面的影響。預防勝於治療，對泌尿疾病來說是再正確不過了。希望透過這本書的出版，讓更多人瞭解尿失禁防治相關知識，可以先嘗試生活調整，行為治療，復健治療。如果需要醫療協助，也千萬不要諱病忌醫，延誤就診，而讓小毛病拖成大問題。

　　臺灣已經進入超高齡社會，而排尿障礙是高齡族群幾乎無法避免的困擾。不僅要活得老，更要活得有尊嚴。但願這本書的內容能對泌尿照護有所幫助，大家都能夠健康快樂，享受無憂無慮，自在的人生。

目錄

醫師地圖：本書作者服務地區及醫院一覽

臺北市
臺大醫院｜洪健華、姜宜妮
臺北榮民總醫院｜顧明軒

基隆市
基隆長庚醫院｜林政鋒

新北市
永和耕莘醫院｜黃旭澤
林口長庚醫院｜楊佩珊
亞東紀念醫院｜李宏耕
恩主公醫院｜高銘鴻
耕莘(新店)醫院｜林佑樺・廖俊厚
臺北慈濟醫院｜吳書雨・許竣凱・羅啟文

宜蘭縣
羅東聖母醫院｜連繼志

嘉義市
臺中榮總嘉義分院｜廖丞晞

臺中市
中國醫藥大學附設醫院｜鄒頡龍
中山醫學大學附設醫院｜楊旻鑫
亞洲大學附屬醫院｜蕭子玄
臺中慈濟醫院｜劉昕和
臺中榮民總醫院｜胡如娟

嘉義縣
嘉義長庚醫院｜吳昱靜

澎湖縣
三軍總醫院
澎湖分院｜林大欽

臺南市
成大醫院｜吳冠諭、高耀臨
臺南市立安南醫院｜許齡內

高雄市
光雄長安醫院｜李彥義
高雄市立大同醫院｜呂研嫚
高雄市立岡山醫院｜鄭隆峯
高雄長庚醫院｜沈元琦
高雄醫大附設中和紀念醫院｜陳妤甄
義大醫院｜吳振宇

醫師地圖：本書作者服務地區及醫院一覽

臺北市
臺大醫院｜洪健華、姜宜妮
臺北榮民總醫院｜顧明軒

基隆市
基隆長庚醫院｜林政鋒

新北市
永和耕莘醫院｜黃旭澤
林口長庚醫院｜楊佩珊
亞東紀念醫院｜李宏耕
恩主公醫院｜高銘鴻
耕莘（新店）醫院｜林佑樺·廖俊厚
臺北慈濟醫院｜吳書雨·許竣凱·羅啟文

宜蘭縣
羅東聖母醫院｜連繼志

嘉義縣
嘉義長庚醫院｜吳昱靜

臺中市
中國醫藥大學附設醫院｜鄒頡龍
中山醫學大學附設醫院｜楊旻鑫
亞洲大學附屬醫院｜蕭子玄
臺中慈濟醫院｜劉昕和
臺中榮民總醫院｜胡如娟

臺南市
成大醫院｜吳冠諭、高耀臨
臺南市立安南醫院｜許齡內

高雄市
光雄長安醫院｜李彥義
高雄市立大同醫院｜呂研嫚
高雄市立岡山醫院｜鄭隆峯
高雄醫大附設中和紀念醫院｜陳妤甄
義大醫院｜吳振宇

CHAPTER 1

認識尿失禁

尿失禁的分類與診斷

在門診，常聽到病友們抱怨：

「每到一個地方，我就要先找廁所，時常趕不及就尿在褲子上⋯」

「我每天都要換好多件褲子跟棉墊，現在只能靠包尿布了！」

「我已經不敢出門了，怕尿騷味讓別人聞到，為什麼是我？難道我這輩子已經沒救了嗎？」

尿失禁是一種異常狀況，它可說是殘害生活品質與社交場合的頭號殺手，然而很多病友都認為這是很私密的事，所以獨自忍耐、諱疾忌醫，直到身邊的親友發現不對勁或是生活品質變得很差時，才會來就診。但是尿失禁並非不治之症，許多較輕微的尿失禁情況只需要稍微改變生活方式即可改善，嚴重點的配合藥物或是低侵入性的治療也都可以有效治療。改善尿失禁最好的方式就是「面對它，了解它，盡早接受治療」。

正常的禁尿與排尿

要了解尿失禁，就需要先了解正常的禁尿與排尿的生理現象。尿液大部分的時間「儲存」在膀胱裡，只有在需要的時後才排出。想要「禁」得住尿，來自於兩個機制：

1. **穩定的膀胱逼尿肌**：尿液儲存在膀胱裡，隨著時間膀胱會越漲越大，膀胱逼尿肌雖然被拉扯，但不會隨便亂收縮，而是保持穩定的狀態，可以理解為大部分時間都是處於「待機」的狀態。

2. **強而有力的尿道括約肌結構**：尿道括約肌擔任「守門人」的角色，大部分時間都是處於「工作」的狀態，閉緊不讓尿流出膀胱，只有在排尿時才會短暫放鬆打開。

而正常的禁尿與排尿循環由以下組成（圖 1）：

1. **儲尿時期**：占 99.9% 時間。膀胱逼尿肌處於待機狀態加上尿道括約肌緊閉，將尿液儲存在膀胱裡。

2. **排尿時間**：占 0.01% 時間。膀胱逼尿肌收縮加上尿道括約肌放鬆，在短短的十幾秒內將膀胱裡的尿液排空。

這兩個機制只要有一個出問題或是無法協同工作，例如在該待機時工作或是在該工作時待機，就可能造成「尿失禁」。

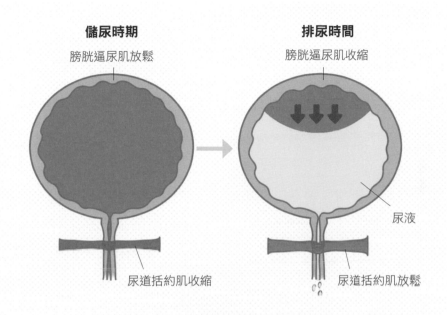

圖 1：儲尿／排尿循環

尿失禁問診時的重要情報

影響膀胱逼尿肌穩定與括約肌功能的因素有很多，在問診時回答幾個重要的問題即可以大概勾勒出尿失禁可能成因。

1. **漏尿時的情境**：什麼時候會漏尿？是咳嗽時漏尿？走路時漏尿？還是跑廁所時趕不及就漏尿？聽到水聲或是碰到冷水就會漏尿？漏的時候是否還可以稍微忍住不至於完全漏光？需要用棉墊嗎？棉墊的量一天要用幾片？

2. **過去病史**：是否有糖尿病？是否已經停經？有沒有在使用利尿劑？有無接受過婦產科手術？是否有過自然產？自然產有幾胎？是否嬰兒太大造成陰道撕裂傷？

3. **合併狀況**：是否有便秘？多久上一次廁所？是否因生活型態而常需憋尿？一天喝的水量總共有多少？有沒有過量攝取刺激性的飲料如咖啡或茶、酒精？陰道是否有發炎分泌物？

4. **排尿時的狀況**：排尿時尿道口是否會疼痛？是否有下腹部或腰部疼痛？有無血尿？

重要的日常紀錄——飲水排尿日誌

為了進一步了解病人的排尿情形，可利用「飲水排尿日誌」，簡稱「排尿日誌」，這個紀錄非常重要，可以輔助問診時問到不到的部分，比如說病人可能會說自己每天喝水的量「還好」，但這個答案會令醫師感到困惑，「還好」是個抽象的形容詞，而排尿日誌可以記錄喝水量與時間、排尿的量與時間、是否有急尿或漏尿感。從其中就可以大概了解病人是否是因喝水量過多導致漏尿，以及每日急尿與漏尿時前後是否有事件引起。

泌尿科的專業檢查

完成問診並檢視過排尿日誌後，泌尿科醫師還需要客觀的證據來下診斷，這時候就需要專業的檢查，主要包含以下幾種：

1. **尿液檢驗**：確認是否有發炎的狀況，尿道膀胱炎時會造成逼尿肌不穩定，導致暫時性的漏尿。同時也看是否有血尿，目的在於排除尿路結石或是膀胱惡性腫瘤的可能性。

2. **棉墊測試**：用於了解各種情境下漏尿的量，來判斷是否漏尿以及漏尿的嚴重程度。

3. **尿流速測試與殘尿量**：排尿時的曲線一般應呈「漂亮」的鐘形，如果是鋸齒狀或是分段尿則為異常，很可能有膀胱逼尿肌無力或是膀胱出口阻塞等狀況。殘尿量則是看到底有沒有尿乾淨，是否膀胱無力排空。

4. **尿路動力學理學檢查**：屬於進階檢查，可檢測膀胱壓力、尿道括約肌壓力以及排尿時的詳細狀況。一般用於困難診斷的混合性尿失禁或是在接受手術前確定診斷使用。

尿失禁的五大惡人

我們可歸納出尿失禁的「五大惡人」，分別是：

1. 暫時性尿失禁（Transient urinary incontinence）

2. 應力型尿失禁（Stress urinary incontinence）

3. 急迫型尿失禁（Urge urinary incontinence）

4. 混合型尿失禁（Mixed urinary incontinence）

5. 持續型尿失禁（Continuous urinary incontinence）

接下來就讓我們一一介紹：

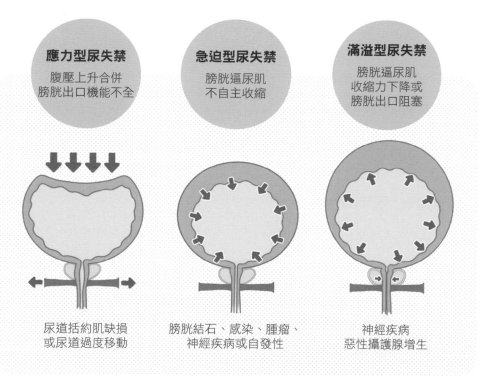

來源：https://www.amboss.com/us/knowledge/Urinary_incontinence

圖 2：常見的尿失禁種類

① 暫時性尿失禁 (Transient urinary incontinence)

之所以被稱做「暫時性」，來自於這類尿失禁大多是跟泌尿系統無關的疾病所引發，最常發生在老人家與住院的病人身上，常見的誘發原因可以用英文 DIAPPERS（尿布）來記憶：

D Delirium or acute confusion：譫妄或是意識改變。

I Infection（symptomatic UTI）：泌尿道感染時會讓膀胱變得穩定。

A Atrophic vaginitis or urethritis：萎縮陰道炎或尿道炎。

P Pharmaceutical agents：藥物導致，如利尿劑、鎮定劑、鈣離子阻斷劑等，酒精也有可能造成尿失禁。

P Psychological disorders（depression, behavioral disturbances）：精神疾患在發作時可能造成忘了上廁所，導致膀胱太脹或是排尿困難，進而引發尿失禁。

E Excess urine output：尿液製造過多，原因可能是水分攝取過多、服用刺激性飲料、或是心衰竭服用利尿劑；也有可能是糖尿病或是高血鈣症。

R Restricted mobility：限制行動，住院被約束的病人或是行動不便的病人，由於移動困難常常趕不及到廁所就尿出來。

S Stool impaction：便秘會造成大便堆積在直腸，往前壓迫到膀胱，只要膀胱稍微脹就會有急尿感甚至漏尿。

而暫時性尿失禁只要將誘發的疾病或狀況控制好，尿失禁就會改善甚至消失。

應力型尿失禁 (Stress urinary incontinence)

應力型尿失禁的根本概念是就是「禁不住」，代表尿道括約肌與附近肌肉結締組織的力道不夠。造成這些組織力道不夠的情況有：

原因

- 女性方面，通常是懷孕以及自然產，懷孕時子宮會變大將骨盆腔撐大，骨盆底的肌肉結締組織會被拉撐大，尿道括約肌也在骨盆底構造中，在這擴大的過程中或多或少會受到損傷。當自然分娩時，胎兒經過產道（陰道）時，就會加遽骨盆底結構的拉扯甚至造成損傷。雖然在生產完之後會逐漸恢復，但是要恢復到未懷孕前的狀態則是不可能的事，多懷孕幾次還有自然產，骨盆底肌肉結構會被破壞得更加嚴重。尿道括約肌受到損傷後，禁尿的功能就會下降，將來在做一些需要肚子用力的動作，像是咳嗽、運動、大笑時，尿道括約肌就會禁不住肚子內的負壓，尿液就會不小心滲出來，如果同時還有肥胖或是抽菸等因素，會讓尿失禁變得更嚴重。

- 男性方面不存在懷孕的因素，而會造成尿道括約肌受傷的狀況絕大部分來自於攝護腺手術後的後遺症，其中以攝護腺癌病人接受過根除性攝護腺切除手術者為主。尿失禁的機制主要來源於手術過程中分離攝護腺與尿道括約肌時帶來的損傷，大約 5 至 7 成的病人在術後幾個月都能回復禁尿功能，但還是有部分病人會有應力型尿失禁的狀況。

治療

■ 應力型尿失禁治療方式有很多,以漏尿的嚴重程度來決定,從症狀
輕微到嚴重都有相應的方式。症狀輕微可以練習骨盆腔肌肉訓練,
如凱格爾運動,並且加上行為治療如控制飲水量跟注意腹部用力時
間。藥物治療扮演的效果有限,至於低侵襲性治療有磁波儀或尿道
旁填充物注射等。嚴重漏尿時則考慮進行尿道吊帶手術與骨盆腔重
建手術。

 急迫型尿失禁 (Urge urinary incontinence)

基本的概念是膀胱「亂動」,在該休息的時候醒來,膀胱壓力瞬間
上升,尿道括約肌猝不及防抵擋不住,尿就這樣滲出來了。至於有哪些
疾病狀況會導致膀胱亂動呢?

原因

■ 神經疾病:正常情況下,中樞神經會發出壓制訊號,膀胱因而能保
持不動。當中樞神經受傷時,這部分訊號就會被削弱,有時訊號斷
斷續續的,膀胱的逼尿肌就會時不時收縮一下,膀胱處於過動的狀
態,憋不住時就變成尿失禁。常發生於中風、巴金森氏症病人或是
脊椎受傷的病友。

■ 攝護腺肥大或是膀胱出口阻塞:因為出口阻塞,造成膀胱逼尿肌反
射過強,平常就處於很「嗨」的狀態,時不時就會突然收縮。

■ 當膀胱壁受到刺激，例如攝護腺太大往膀胱內擠壓、膀胱結石、或是膀胱內有腫瘤，都會刺激膀胱上皮，嚴重的時候會引發強烈的逼尿肌反射而造成尿失禁。

治療

■ 急迫型尿失禁的治療首先要排除造成膀胱刺激的因素，有結石或膀胱腫瘤要盡早手術移除，有攝護腺肥大可以靠藥物或手術方式減緩阻塞。而膀胱本身被過度刺激的症狀，一般可以使用抗膽鹼藥物或 β3 促進劑進行改善。對於藥物效果不佳時，還有膀胱內肉毒桿菌注射可以使用，整體來說醫師能運用的武器很多，搭配使用效果也相當不錯。

　　還有一種急迫型尿失禁的變體，稱為**滿溢型尿失禁**（Overflow urinary incontinence），常跟糖尿病引起的末梢神經病變或是嚴重的攝護腺肥大有關，一開始膀胱會不自主收縮，後來因為長時間不斷收縮，膀胱肌肉就變得像是肌肉傷害一般，失去了收縮力。膀胱收縮力下降後，尿排不乾淨就會逐漸累積在膀胱內，當脹到一定程度後，膀胱內壓力太高，最後還是會刺激膀胱肌肉裡的神經受器，膀胱肌肉在「垂死」之前還是有點收縮力，稍微收縮一下再加上膀胱內滿滿的尿產生的壓力，會有些許的尿漏出來，這種狀況就稱為滿溢型尿失禁。出現這種狀況代表膀胱已經衰竭，這時只能盡快補救，但是治療成效通常不彰。這種狀況之前，身體往往有警訊，就是大家所說的「膀胱無力」，尿流速變慢而且常常

頻尿,那就是膀胱衰竭的前兆。滿溢型尿失禁因膀胱壓力太高,尿液常
逆流回腎臟造成腎水腫,長久下來腎功能會大幅度下降,常常有病人來
就診時已經接近洗腎程度了。

 混合型尿失禁 (Mixed urinary incontinence)

　　在臨床上,狀況往往複雜得多,主要是因為高齡化社會,年紀越大
愈容易有慢性病,肥胖、糖尿病,中風、攝護腺肥大等共病都是尿失禁
的危險因子,而一個人年紀大之後就可能有許多共病。同樣的,尿失禁
的狀況也是如此,並非每個失禁狀況都可以一分為二,時常是應力型與
急迫型尿失禁混和在一起,而兩者的嚴重程度比重不同,有時還會隱含
著暫時性尿失禁裡的各種因素,在臨床的表現也會千變萬化。因此,若
是沒經過仔細診斷就貿然手術進行侵入性治療,往往會造成症狀不僅沒
改善,反而變得更嚴重。因此,配合醫師問診、詳細記錄排尿日誌與接
受檢查,是優化治療最好的方法。

 持續型尿失禁 (Continuous urinary incontinence)

　　狀況是不管何時、何地、任何腹壓或是姿勢,尿液就是無法控制地
漏出來。這種尿失禁是結構的損傷造成,男性最常發生在攝護腺手術之
後,尿道括約肌被嚴重破壞而無法禁尿,一般可接受男性尿道括約肌吊

帶手術或是人工括約肌植入手術進行改善。女性常見的原因是接受過骨盆腔手術或是放射性治療後所造成的膀胱陰道瘻管，造成持續不間斷的漏尿。而這常需要仔細病史詢問跟內診才能發現，一般進行手術修補與瘻管切除都會有很大程度的改善。

　　大部分尿失禁的病因是可控的，尿失禁的症狀以目前的醫學也都可良好改善，最大的障礙來自於大家的不了解與延遲就醫。筆者的建議是，一有症狀請盡快就醫，配合醫師檢查與治療，還給各位病友一個「乾爽人生」。

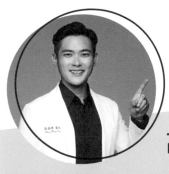

高銘鴻 醫師

三峽恩主公醫院泌尿科主治醫師，前臺大總醫師，臺大醫學畢業。致力於以專業、親和、幽默的態度，打造男性輕鬆不緊張，女性放心能信任的醫療。

平日經營臉書粉絲團「大禹治水 高銘鴻醫師」：

https://www.facebook.com/birdking.tw

Youtube 頻道：

https://www.youtube.com/channel/UCB4wrsgdva0t1czFua5wwXQ

古有大禹治水，疏通黃河，解救蒼生百姓於洪水中，今有老高治水，致力解決泌尿道疑難雜症，只需通關密語，就能召喚老高。

通關密語：「掃 QR code，按老高讚、分享、開啟小鈴鐺。」

02

為什麼會尿失禁？

　　尿失禁是指尿液不自主的漏出，在所有的下泌尿道症狀中，尿失禁應該是最令人困擾的，因為它不受控制，常常在最意料不到的時候發生，讓人尷尬、不便、嚴重影響生活品質。尿失禁雖較常發生於中老年婦女身上，但事實上不分性別及年齡，都可能會遇到這個困擾。

　　尿失禁因不同致病機轉可以分成好幾種，最常見的有兩種，就是「應力性尿失禁」及「急迫性尿失禁」。**應力性尿失禁**顧名思義就是在出力的時候會漏尿，最常發生在打噴嚏、咳嗽、大笑、或出力抬東西時。**急迫性尿失禁**是一有尿意感，就瞬間強烈到憋不住小便而漏尿，有時候甚至只是洗手摸到冷水或聽到流水聲就尿急漏尿。接下來我們就從下泌尿道的生理功能及解剖構造，來了解尿失禁是如何發生的。

　　正常的禁尿功能，也就是維持不漏尿，需要儲存尿液的膀胱及尿道

括約肌相互協調來共同完成。其中膀胱機制包括完整的神經支配、正常
的膀胱感覺（對於漲尿不能太敏感也不能太鈍）、膀胱逼尿肌穩定（也
就是沒有不自主收縮）、以及良好的順應性（儲尿期間維持低的膀胱壓
力）。尿道括約肌機制包括正常的尿道黏膜及肌肉閉合作用、尿道周圍
及骨盆底肌肉筋膜的支撐以及完整的神經調控。膀胱及尿道括約肌都發
揮正常的功能，才能擁有乾爽不漏尿的生活。

應力性尿失禁的成因

應力性尿失禁的發生原因有兩個機轉，一是膀胱頸 / 尿道過動
（hypermobility），一是尿道閉鎖不全（intrinsic sphincter deficiency,
ISD）。

 膀胱頸 / 尿道過動（hypermobility）

尿道的支撐對於禁尿與否非常重要，當腹壓增加如咳嗽或是打噴嚏
時，膀胱會感受到增加的腹壓，而造成膀胱內壓上升。此時骨盆底的肌
肉（提肛肌及生殖泌尿橫膈），也會因為腹壓的增加而反射式的收縮。
這些肌肉筋膜收縮之後會往上頂，因此壓迫尿道提供了尿道支撐。所以
雖然用力時造成膀胱內壓上升，但因為尿道的壓力也同步增加，因此不
會發生尿液滲漏。但是當這些支撐結構因老化、生產、停經而鬆弛時，

會使得膀胱頸及尿道下移,也就是膀胱頸 / 尿道過動。下移的膀胱頸及尿道在腹壓增加時,與膀胱相比會接收到不等的壓力,造成膀胱壓大於尿道壓,就造成漏尿了。

 ## 尿道閉鎖不全(intrinsic sphincter deficiency, ISD)

尿道的閉合需要正常的尿道黏膜上皮、黏膜下結締組織、尿道橫紋肌、尿道平滑肌、骨盆底肌肉筋膜及會陰神經共同來達成密封性。在用力時,因為尿道內因性的阻力變差,會造成尿道撐開,使尿液容易往外漏出。應力性尿失禁好發於女性,其中多產、肥胖、停經及老化更是危險因子。懷孕生產會造成骨盆底肌肉的鬆弛,因此尿道下方的內骨盆筋膜也會隨著較為鬆弛;產程較長或娩出巨嬰的婦女,易造成內骨盆筋膜的斷裂;停經及老化會造成尿道黏膜上皮及黏膜下結締組織鬆弛,也會造成尿道平滑肌的萎縮。骨盆放射性治療或骨盆腔手術,也會影響這些尿道黏膜、結締組織及肌肉。這些因素使得原來閉鎖性良好的尿道逐漸變得鬆弛,因此在腹壓增加時,縱使膀胱頸及尿道沒有下移的現象,尿道也會無法支撐膀胱內壓的增加,而產生尿失禁。

1994 年 DeLancey 醫生針對尿道支撐機制提出了吊床理論(Hammock hypothesis),認為女性尿道位於內骨盆筋膜與陰道前壁組成的支撐層上,該支撐層向兩側延伸附著在骨盆腔側壁的弓狀筋膜(arcus tendinous fascia pelvis)和提肛肌上,從而構成對尿道的穩定

支撐。不出力時，尿道穩穩躺在此吊床結構上，當患者咳嗽用力使腹壓增高時，作用於尿道的壓力向下擠壓尿道，使尿道可以緊貼於下方吊床結構上，從尿道下方提供支撐，進而關閉尿道管腔。該理論認為伴隨腹壓增加所造成的中段尿道阻力上升，是禁尿的主要機制。據此理論，Ulmsten 醫師於 1996 年發明了尿道中段無張力吊帶手術（tension-free vaginal tape, TVT）來治療應力性尿失禁，利用一條人工合成聚丙烯材質的帶子置放在尿道中段，補強因恥骨尿道韌帶（pubourethral ligament）鬆弛而變差的支撐效果。當患者用力時，骨盆腔內的肌肉韌帶與人工吊帶互相牽引，造成尿道扭結效果（kinking）來關閉尿道防止漏尿，這項術式的問世為女性應力性尿失禁的治療帶來了全新的革命。

急迫性尿失禁的成因

急迫性尿失禁的致病機轉至今仍然不是很明確，過去的研究認為主要是因為膀胱本身在儲存尿液期間，產生了非自主性的收縮而解尿，稱為膀胱逼尿肌過動（detrusor overactivity）。會造成逼尿肌過動的原因非常多，包括膀胱黏膜、膀胱逼尿肌、膀胱傳入神經、老化都扮演了一定的角色，甚至膀胱出口阻塞造成逼尿肌缺血性變化（ischemia）、膀胱慢性發炎、中樞敏感化（central sensitization）、自律神經失調（autonomic dysfunction）、尿路微生物體（urinary microbiome）、代謝症候群（metabolic syndrome）如糖尿病等，都可能是背後的原因。

膀胱表皮（urothelium）是一種保護層，免於尿液中有毒的酸或是鉀離子入侵人體，而造成腎臟負擔。當膀胱表皮防衛機制損傷時，尿中的鉀離子或是較濃的一些物質便會滲入膀胱表皮。膀胱表皮上的感覺受器被異常的活化，又會分泌許多神經傳導物質（neurotransmitter），這些物質會作用於表皮下的感覺神經上的受器，或是直接作用在膀胱肌肉層上的受器，而產生膀胱的尿急感或是造成膀胱黏膜肌層（muscularis mucosa）的收縮，而產生逼尿肌過動。

肌源性的機轉（myogenic hypothesis）是指膀胱逼尿肌去神經化之後的過度敏感（denervation-related supersensitivity），會引發不正常的興奮─收縮偶聯（excitation-contraction coupling），而產生不穩定性的逼尿肌收縮。

神經系統包括大腦皮質、中腦及脊髓，對禁尿功能都有一定的貢獻，這些都歸為神經源性的機轉（neurogenic hypothesis）。大腦皮質及中腦在排尿反射上是扮演抑制的角色，所以如果因失智、中風、巴金森氏症等造成中樞神經退化，在臨床上就容易見到急迫性尿失禁的症狀。

此外還有一種是尿道源性（urethrogenic）的急迫性尿失禁。這一類的尿失禁通常都在姿勢變換時發生，例如從坐姿改為站姿，突然有尿急憋不住尿的症狀。這是因為尿道閉鎖不全，所以在腹壓增加時，有些許尿液會進入到近端尿道，刺激尿道傳入神經而引發尿道膀胱反射（urethrovesical reflex），造成後續不穩定性的逼尿肌收縮。還有一種情況是病人在用力咳嗽之後，會誘發膀胱產生不自主的收縮而漏尿，這

種漏尿的量較單純應力性尿失禁的漏尿量多，而且病人也較無法克制此漏尿，就算立即夾緊骨盆底肌肉效果也不大。

其他種類尿失禁的成因

 暫時性尿失禁

這種漏尿發生的時程較短，通常在 6 周之內。常見原因包括泌尿道感染、膀胱結石、其他疾病如糖尿病或鬱血性心衰竭導致過多尿液產生、精神方面疾病及服用某些藥物（如利尿劑）等。只要針對根本的原因治療即可獲得緩解。

 滿溢性尿失禁

因神經病變使得膀胱收縮不良導致尿液滯留，膀胱內壓過高引起尿液滲出，這種是滿溢性尿失禁。攝護腺肥大或膀胱脫垂也會造成膀胱出口阻塞，臨床上除了解尿不順，也會發生殘存尿量過多造成漏尿。

 功能性尿失禁

是指非因泌尿系統因素，而是環境因素或身體的不便所造成不等程度的漏尿。通常行動不便或是認知功能缺損，會讓患者喪失自行如廁的能力。

4 結構異常造成的尿失禁

　　泌尿系統結構有先天異常,或下泌尿道的連續性遭受破壞,造成尿液持續滲出,常見的原因有生殖泌尿道瘻管、尿道憩室及輸尿管管口異位等。

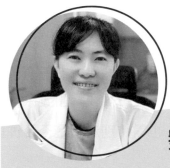

劉昕和 醫師

　　目前服務於臺中慈濟佛教醫院泌尿科。在中國醫藥大學附設醫院完成訓練之後,就到臺中潭子地區服務鄉親,專業領域為排尿障礙、解尿困難、以及尿失禁等。

　　儲尿排尿的整個順暢性達成,其實是一環接一環,需要非常複雜及精準的控制。對從小就喜歡看偵探推理小說的劉醫師而言,如何從患者的症狀敘述之中釐清脈絡,再佐以檢查檢驗的證據,推敲出造成排尿困難或尿失禁的原因,這過程好比偵探破案,每天的工作就如同克莉絲蒂及東野圭吾的偵探小說一樣精彩刺激。

⑩3
診斷排尿障礙的重要工具

　　評估尿失禁病患時，完整的病史詢問非常重要，需了解引發尿失禁的狀況，藉此了解尿失禁的種類及嚴重程度，也需特別注意是否合併排尿功能障礙，包括白天及夜晚的小便頻率、是否有尿流緩慢、排尿間斷、排尿啟動緩慢，或需腹部用力解尿等情形；過去的疾病史、手術史，女性相關的生產次數、荷爾蒙變化也都非常重要。

　　對於臨床狀況、尿失禁症狀較單純的病患，簡單的尿液檢查和殘尿量檢查已能提供足夠的臨床資訊，但對於較複雜的尿失禁狀況，如症狀不明確、懷疑神經性下泌尿道症狀、不明血尿或膿尿、混合性尿失禁、合併高度骨盆器官脫垂或排尿障礙等，便需要進一步的診斷工具，包括超音波、尿流速檢查、尿路動力學、錄影尿路動力學檢查等，這些檢查可提供醫師重要的客觀臨床資訊，以提供病患正確的治療選擇及預後掌握，以下將為各位介紹一些常用的診斷工具。

超音波

超音波是一種安全、非侵入性，對人體沒有傷害性的檢查，其原理是利用人耳聽不見的高頻率音波，藉由不同組織對音波的反射程度不同，收集從身體反射回來的音波並轉換成畫面，以了解身體內部情形。如尿液對音波回音性低，在超音波畫面上便偏暗，結石、鈣化等構造為高回音性，超音波畫面上則較亮。

以泌尿系統而言，超音波可以清楚顯示腎臟、膀胱的狀況。對於膀胱殘尿量高、慢性尿滯留的病患，或者具神經性排尿症狀，或婦女合併骨盆底器官脫垂等，超音波可協助判斷上述這些疾病是否影響到上泌尿道系統，造成腎積水情形。當病患除尿失禁外，具不明原因的血尿、膿尿，或頻尿、急尿等儲尿症狀，超音波也可排除膀胱結石、泌尿道腫瘤等情形。

尿流速及殘尿量檢查

同樣也是非侵入檢查，此兩項檢查目的是讓醫師可以快速客觀掌握受檢者平時的排尿狀況。進行尿流速檢查時，需先等膀胱漲尿至平時想上廁所的程度，可於檢查前先喝水 300 至 500 毫升，加速膀胱漲尿。檢查時，請受檢者以坐姿或站姿於特製馬桶小便，收集尿液的機器可紀錄

受檢者之小便流速變化，醫師可依據「排尿量」、「最大尿流速」、「尿流圖形」等重要數據，推斷可能的病生理狀況。

做尿流速檢查時，為求結果能反應平時排尿狀況，病患應放鬆心情，當作是在一般如廁情況下小便，不要因檢查而緊張。由於排尿量與尿流速之間會互相影響，通常排尿量在 200 至 400 毫升，尿流速檢查的結果較準確，而排尿量在小於 100 毫升或大於 500 毫升時，膀胱的收縮力都可能受影響而減弱。所以做尿流速檢查時，為確保檢查正確性，可能會因排尿量不足等原因，而被要求需重複檢查，排尿量若能在 150 毫升以上，結果較具參考意義。

最大尿流速會因性別、年齡而不同。平均而言，男性最大尿流速應在每秒 15 毫升以上；女性應在每秒 20 毫升以上。而一個正常的排尿圖形應呈連續鐘形曲線，小便開始時，尿流速可快速上升至最大尿流速，再慢慢下降至排尿結束，沒有間斷或忽大忽小的情形。異常的排尿圖形包括間斷型、平台型、鋸齒狀排尿等，其背後各自有相關的病生理意義。

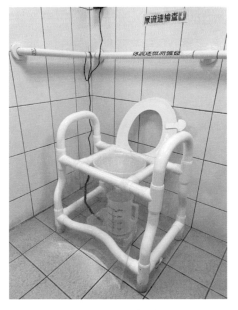

圖 1：尿流速檢查儀器

　　殘尿量代表受檢者排尿後膀胱的殘餘尿量,對於尿失禁病患而言,因尿失禁相關的治療常與增加膀胱出口阻力相關,可能會增加治療後殘尿量上升,而膀胱殘尿增加,細菌感染、膀胱結石的風險也會相應上升,嚴重者還會造成腎積水,影響腎功能,相關評估有其重要性。殘尿量可以在排尿後以尿道導管導尿,或以膀胱超音波測量。一般認為,殘尿量 50 毫升以下屬膀胱排空效率正常;200 毫升以上則代表膀胱排空不完全。若殘尿量高,任何尿失禁治療皆須謹慎,避免造成尿滯留等情形。

尿路動力學檢查

　　對於尿失禁患者,治療前是否需常規接受「尿路動力學」或「錄影尿路動力學」檢查,因檢查時需置放導管,具些許侵入性且成本較高,因此醫學上仍有爭議。不過若患者即將接受具侵入性或不可逆的尿失禁治療,或對於曾接受尿失禁、骨盆器官脫垂相關治療而症狀持續或復發,或症狀合併急尿、阻塞性症狀,或具神經損傷病史等,這些狀況因較為複雜,單從一般問診、超音波無法判斷病因,尿路動力學檢查則扮演重要角色。

　　任何尿路系統症狀,需鑑別屬儲尿、排尿或混合的功能異常,且需判斷症狀是來自於膀胱功能或尿路出口阻力所造成。尿路動力學檢查藉由模擬膀胱漲尿及排尿,動態紀錄包括膀胱內壓、腹壓、膀胱肌肉(逼

尿肌）壓力及尿道外括約肌肌電圖活性等變化，提供醫師線索釐清患者泌尿系統狀況。

檢查時，先經尿道置放細檢查導管進膀胱，用於緩慢灌注食鹽水及監測膀胱內壓力變化，模擬膀胱脹尿的生理狀況；並置放檢查管於肛門內，以肛門內壓代表腹內壓力變化；肛門兩側則以導極貼片或細針，偵測骨盆底肌肉（代表尿道外括約肌）收縮變化。

隨著膀胱緩慢灌注，待受檢者感受到膀胱脹尿時，再以平時如廁方式排尿。在這樣的過程，醫師可了解膀胱的彈性、穩定性，及排尿時期的膀胱收縮力、尿道外括約肌活性、尿流速及排尿量變化等，也可藉由膀胱收縮壓及尿流速，評估是否具尿路出口阻塞。

錄影尿路動力學檢查

檢查方式與尿路動力學檢查相同，上述之膀胱壓力、排尿流速等資訊也都可提供，差別在於膀胱灌注之食鹽水溶液會添加顯影劑，以利用透視 X 光紀錄尿路系統於漲尿、排尿時的動態變化。

除可藉由膀胱頸、尿道於排尿時期的開張狀況，判斷是否合併尿路出口阻塞等問題，對於尿失禁患者，檢查時也可請受檢者藉由咳嗽、腹部用力等動作，測量漏尿點壓力，此與尿道括約肌強度、支持系統相關，可幫助了解病患之可能漏尿機轉及嚴重度。此外，對於骨盆底器官脫垂、

膀胱憩室、尿道憩室、膀胱輸尿管逆流等狀況，也都有很好的診斷率。

　　雖然在尿路動力學檢查的過程中需放置檢查導管，可能令病患輕微不適，但可協助醫師了解受檢者相當完整的排尿病理生理狀況。臨床上，對於較複雜的症狀表現，或當治療反應不如預期時，尿路動力學檢查具高臨床應用價值，使醫師及病患都可清楚掌握尿路症狀的來龍去脈。

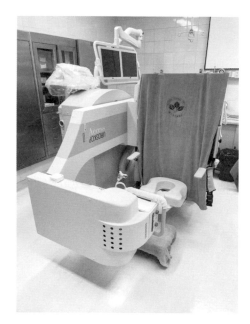

圖 2：錄影尿路動力學檢查儀器

參考資料：

1. 郭漢崇主編（2019）。《功能性泌尿學》。新北市：金名圖書。
2. Alan W. Partin et al.（2021）：Campbell-Walsh-Wein urology. Philadelphia, PA：Elsevier
3. Jean-Michel, Marjorie, et al. "Urinary incontinence in pregnant young women and adolescents: an unrecognized at-risk group." Female Pelvic Medicine & Reconstructive Surgery 24.3（2018）：232.

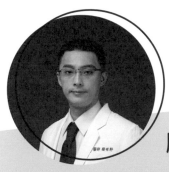

顧明軒 醫師

目前在臺北榮民總醫院泌尿部服務。

完成臺北榮總泌尿專科住院醫師及總醫師訓練後，繼續在臺北榮總完成專科研究醫師訓練，除了精進泌尿系統常見的結石、腫瘤診治、攝護腺排尿障礙、腹腔內視鏡手術等，也專注於婦女泌尿學、尿失禁、骨盆器官脫垂等治療研究，並探討以自體筋膜應用於尿失禁及骨盆底器官脫垂相關的治療應用。

很開心能有機會透過衛教文章分享健康知識，希望與大眾多交流，一起增進尿路健康。

CHAPTER
2

婦女尿失禁的治療

04

骨盆底肌肉運動及生理回饋（電刺激）

　　陳媽媽今年60歲大壽剛過，卻覺得其實大壽也沒什麼好高興的。大壽當天，抱一下小孫子她內褲就濕了。前幾年開始就陸續有一點點這種狀況，但因量不多，頂多就是洗一下內褲，日子就過了。最近症狀越來越明顯，她乾脆每天都用衛生棉。買衛生棉時店員投以疑惑的眼光，她只好回應：「女兒太忙沒空買」。這種事情，傳統東方女性多半悶在心裡。先生晚上打呼厲害，早就分房睡了，也沒發現她買一堆衛生棉。直到有一天，女兒回娘家發現衛浴間一整個櫃子的衛生棉，陳媽媽才被女兒帶到泌尿科門診。

　　陳媽媽不知道的是，中老年女性尿失禁的盛行率很高，大概 2 到 4 成，只是就醫比例偏低。媽媽們總是想著，忍一忍日子就過了。生產後的女性，後續併發應力性尿失禁的比例較高。應力性尿失禁指的是出力時會伴隨漏尿，包括提重物、打噴嚏、咳嗽、大笑或從坐姿站立。另外一種是急迫性尿失禁，如果妳去小便時，都還沒踏進廁所，尿就自己漏出來，妳可能患有急迫性尿失禁。

　　如同許多疾病，尿失禁的治療方式很多元，輕症可用較非侵入性的方式，而骨盆底肌肉運動及生理回饋（電刺激）正扮演這樣的角色。它們容易執行，也沒有副作用，在進階治療前是可先考慮的選項。本文就先介紹這兩種治療方式。

骨盆底肌肉運動

骨盆底肌肉有什麼功能？

　　我們的骨盆腔器官，包括子宮、膀胱、腸胃道都是靠骨盆底肌肉群支撐的。

為什麼要做骨盆底肌肉運動？

　　人生很多狀況都可能讓我們的骨盆底肌肉群變弱，變弱後的肌肉可

能無法抑制大小便的壓力，而造成失禁。最常見的原因包括懷孕、生產、長期便秘、咳嗽、肥胖、或接受骨盆腔附近器官的手術。

 ## 什麼人較適合做骨盆底肌肉運動？

　　最常見是應力性尿失禁的患者。骨盆底肌肉運動可加強骨盆底肌肉群的肌張力，讓肌肉重新發揮作用，達到憋尿的結果。急迫性尿失禁也有部分患者能從骨盆底肌肉運動得到緩解。這種疾病不一定能單從骨盆底肌肉運動著手，但不失為一種無副作用的治療。此外，部分大便失禁的患者也可以從中緩解症狀。

 ## 骨盆底肌肉運動有什麼禁忌嗎？

　　基本上沒有，而且隨時都可進行，包括在懷孕中及生產後都可。不過如果應力性或急迫性尿失禁的程度非常嚴重，必須要有心理準備，縱使拚命的做骨盆底肌肉運動，效果可能有限，必須接受進階治療。有一種尿失禁是每次都滴一點點的，患者常自覺排尿不怎麼順，安排餘尿檢查後才發現膀胱根本沒有排空！此為滿溢型尿失禁，名為尿失禁，實為尿滯留。使用骨盆底肌肉運動不但沒效，而且若不盡早處理可能會引發腎衰竭及泌尿道感染。

如何進行骨盆底肌肉運動？

　　古早的說法都說要「提肛」，但似乎太籠統。骨盆底肌肉運動是要幫助我們憋尿的，而憋尿需要的就是相關肌肉收縮而增加尿道阻力，從而阻止尿液流出膀胱。所以，骨盆底肌肉運動訓練到對的肌肉最重要。要怎麼找到對的肌肉？可以想像一下當你尿到一半，忽然憋住，用的就是對的肌肉了！請注意，這動作只是教你找出肌肉，並不建議平常排尿時如此執行。

 該用什麼姿勢進行？

　　訓練的姿勢並無限制，訓練的環境也能隨性選擇。最能放鬆身體其他肌肉的姿勢當然是躺下時，所以如果怕分心或使力不當，可考慮仰姿。不過日常生活中，坐姿也是常用的姿勢。嘗試集中收縮力量於平常憋尿的肌肉，而盡量不要同時收縮不相干的，例如背肌、腹肌或大腿肌。收縮時一次維持 3 秒，然後放鬆 3 秒。過程中正常呼吸，不需憋氣。1 組 10 次，1 天最好可做 3 組。排尿中切忌憋尿，因為逼尿肌收縮時忽然間遇阻力，久而久之反而會引起排尿功能衰退，增加泌尿道感染及腎衰竭的風險。（圖 1）

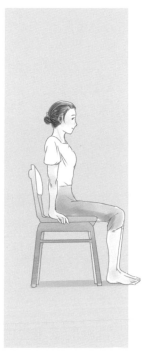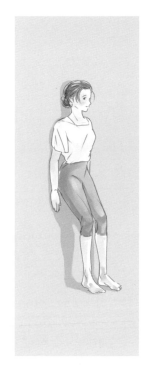

圖 1：進行骨盆底肌肉運動時的姿勢

 「陰道錐體訓練法」是什麼？

　　如果患者無法得知要使哪些肌肉收縮，陰道錐體訓練法或許能提供幫助。患者於陰道置入有相當重量的錐體，然後自由走動而不能讓錐體掉出，骨盆肌肉逼不得已只好維持收縮來完成任務。一天做 2 至 3 次，每次 15 分鐘。

生理回饋

　　生理回饋不是獨立的治療方式，而是一種能讓患者客觀的瞭解自我生理狀況的技巧。除了泌尿科，也可用於復健科及神經科。現代的骨盆肌肉訓練生理回饋原理和尿動力學檢查的肌電圖類似。透過貼在身上的電極，可以較精準的瞭解個別肌肉收縮與否。假設這次有成功的完成骨盆底肌肉運動，下次的目標就是讓肌電圖出現一樣的波型。透過反覆學習，才能真正的「認清自我」，用對的肌肉收縮。（圖2）

　　如能持之以恆的執行骨盆底肌肉運動，部分輕症患者可完全治癒，關鍵就是把它變成一種生活習慣。如果執行骨盆底肌肉運動上有困難或疑惑，建議尋求醫師專業諮詢，切忌使用偏方（如 XX 神功），以免得不償失。

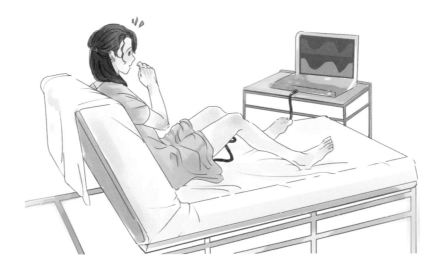

圖2：生理回饋

骨盆底肌肉電刺激

　　或許因為名稱又是「電」又是「刺激」的，部分患者會聯想到觸電的感覺而對此方法心感忌憚。事實上骨盆底肌肉電刺激是無痛又安全的，於門診或家裡都可進行。主要的治療範圍包括大小便失禁、膀胱過動症及骨盆底肌肉鬆弛。過程中將小小的電極置入陰道，通電過程能刺激骨盆肌肉收縮，達到骨盆底肌肉運動的效果。除了陰道電極，也有置入於直腸，或貼在體表的電極可供選用。

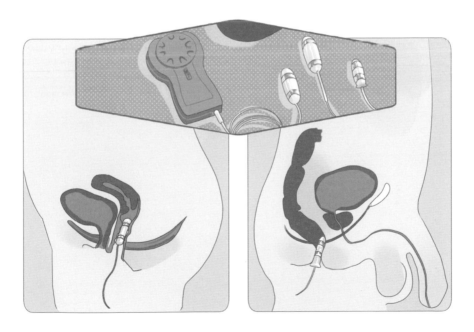

圖 3：骨盆底肌肉電刺激

　　更高階的骨盆底肌肉電刺激有兩方面的效果：除了促進骨盆底肌肉收縮，達到骨盆底肌肉運動的效果，還能抑制膀胱逼尿肌的不正常收縮。骨盆底肌肉電刺激分成長期與短期兩種療程。長期低能量電刺激使用較溫和的電流，一天需要 6 至 12 小時，維持數月。短期最大能量電刺激，則是使用患者能接受的最大電流，每次就診時治療不超過半小時，一周數次。若是在家使用可每天治療，視患者能接受的頻率調整。（圖 3）

其他與排尿功能相關的電刺激

　　除了骨盆底肌肉的電刺激，也有其他與排尿功能相關的電刺激。於薦神經分佈區域進行經皮電刺激，能減少急迫性尿失禁的次數。更直接的薦神經刺激可考慮薦神經刺激器。像心律調節器一樣，薦神經刺激器也是要植入體內，然後直接刺激薦神經，達到減少尿失禁的效果。後脛神經刺激法的作用點在腿上，遠端調控，效果可能讓大家聯想到中醫的穴位電針。

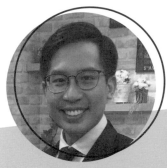

蕭子玄 醫師

目前任職臺中亞洲大學附屬醫院泌尿科。

畢業於中國醫藥大學醫學系，就學期間積極參與交換學生計劃，並於加拿大、西班牙、美國及新加坡見習。因家中長輩陸續出現泌尿相關狀況，所以畢業後成為中國醫藥大學附設醫院泌尿部住院醫師，並被評為優良教學住院醫師。考取泌尿專科執照繼續晉升中國醫藥大學附設醫院泌尿部主治醫師。當時亞洲大學附屬醫院剛成立不久，擁有最先進的設備，於是幾位中國醫藥大學體系的同事便轉調亞大附屬醫院。到職後通過美國醫師國家考試，方便以後赴美進修。

主治項目包括尿失禁、雷射攝護腺手術、軟式輸尿管鏡碎石手術、微創疝氣手術、泌尿腫瘤、包皮及結紮手術、男女性功能等。除了泌尿科醫學會，蕭醫師也是尿失禁防治學會及男性學醫學會的會員。

05
陰道雷射與電磁波（G動椅）

36 歲的 W 小姐，是位平時有健身習慣的粉領上班族，婚後育有一個可愛的小孩；假日經常與小孩外出活動、運動健身，雖然開心，但是難以啟齒的問題多年來一直困擾著她：原來每次跟孩子們嬉戲追逐、在健身房做重訓或開合跳太激動時，說時遲那時快，尿竟從尿道口滲了出來，每次出門都要準備護墊，免得出洋相。

掙扎了許久，W 小姐終於鼓起勇氣到泌尿科門診求治，開口說出了她多年來在意卻又不敢說出口的「漏尿」問題；經過醫師詳細的病史詢問、檢驗及檢查，W 小姐確診為應力性尿失禁並無合併骨盆腔器官之脫垂。在討論治療方式後，W 小姐想要以快速、安全、微創、無傷口的方式解決這擾人的問題，因此她選擇了「陰道緊實雷射光療」；治療

中 W 小姐完全無痛感，治療後身上完全無傷口，也可以立即回到工作崗位。經過幾次陰道緊實雷射光療後，W 小姐向醫師表示跟孩子們嬉戲追逐、在健身房做重訓或開合跳時已不再漏尿，而且跟先生親熱時，先生也讚嘆她的陰道變得好濕潤、好有彈性、好緊實；陰道緊實雷射光療不僅自己滿意，先生也相當滿意！

婦女尿失禁發生率之全國性調查，以美國為例，40 至 60 歲族群其發生率約 3 至 7 成；以韓國為例，19 歲以上者尿失禁的發生率為 2 成 4；在臺灣大約每 10 個婦女就會有 1 個人具有尿失禁，由於就醫觀念保守或諱疾忌醫，此數據似乎是被低估的。

前文提到尿失禁在臨床上大抵可分為四型：應力性尿失禁、急迫性尿失禁、混和型尿失禁及其他成因所致之尿失禁，本文著重在「應力性尿失禁」之介紹，也就是當膀胱在沒有收縮的情況下，腹壓增加時會有尿液從尿道滲出。其有兩個主要的成因：一是膀胱及尿道在用力的時候會往下垂墜，例如：多產或肥胖的婦女因為尿道下方的內骨盆筋膜也會隨著較為鬆弛；二是尿道的閉鎖功能變差，例如：停經後造成尿道平滑肌萎縮，尿道黏膜也會較為鬆弛。因此在腹部用力，如咳嗽、解便、大笑時，膀胱及尿道出現下墜或是尿道無法緊閉，而造成尿失禁。另外，有一些接受大腸直腸癌、膀胱癌、子宮頸癌手術等骨盆腔手術的病人，因為支配尿道及骨盆底肌肉的神經受到傷害，也會使得尿道變得較為鬆弛，而產生尿失禁。

尿失禁嚴重程度評估

評估尿失禁的嚴重性時，主要是以影響生活品質的程度來衡量：

1. 只有在用力咳嗽時出現漏尿，平常不需使用護墊，稱為**輕微尿失禁**；

2. 在輕輕的用力咳嗽之下便會漏尿，且漏尿每星期至少有一次，並需使用護墊，稱為**中度尿失禁**；

3. 在很輕微的運動或走動時就會發生漏尿，且平時就需使用護墊以防漏尿弄濕褲子，稱為**嚴重尿失禁**。

其中，與女性私密處老化最相關的是「應力型尿失禁」；產後或是更年期荷爾蒙缺乏，造成陰道尿道黏膜萎縮老化，對膀胱泌尿道的支撐度下降，連帶影響膀胱頸與尿道正常角度，只要腹部壓力上升，例如：大笑、咳嗽、打噴嚏，就會有滲尿或漏尿，約有 80% 的婦女尿失禁屬於此型。輕至中度的滲尿、漏尿症狀，可採取非侵入性治療，除了骨盆底肌力運動（凱格爾運動）、電刺激、生理回饋儀、磁波椅，還有目前最新的 G 動椅。之外，也可透過陰道雷射光療獲得改善。

G 動椅

G 動椅源自英國高強度聚焦電磁專利技術（High-Intensity Focused Electromagnetic technology, HIFEM™），原理是利用 HIFEM™，其能

量可達骨盆底深層使骨盆底深層肌肉群於 30 分鐘內達到 12,000 次的骨盆底肌超極限收縮（Supramaximal contraction），藉以強化骨盆底肌肉群、恢復神經肌肉控制能力及治療尿失禁。根據臨床研究報告指出，接受完整 3 週 6 次療程後，81.3% 的患者表示其生活品質明顯改善，54.1~69.9% 的患者表示其應力型尿失禁、混合型尿失禁或急迫型尿失禁有顯著改善。70% 的患者其漏尿墊使用數量顯著下降，且 93% 的女性患者表示其性功能障礙亦有長足的進步。臨床上建議 1 周 2 次，持續 3 週使用 G 動椅；治療時患者只需要坐在 G 動椅上約 30 分鐘，期間醫師會依每位患者骨盆底肌肉之狀態與患者之感受性隨時調整治療能量，以達最佳之療效。

陰道雷射

隨著科技進步，對尿失禁治療有更進一步輔助療法，像是陰道雷射治療（圖 1），透過鉺雅克的雷射光熱效應，使陰道內壁膠原蛋白重組再生，以及骨盆筋膜組織緊緻（圖 2），改善骨盆底支持系統，進而改善尿失禁（圖 3）。此外，因為生產及老化所造成陰道鬆弛及性生活乾澀，也常常是兩性生活困擾。以往需藉由陰道整型手術改善鬆弛及使用潤滑液緩解乾澀，但藉由陰道雷射達到全面性陰道緊實和擺脫乾澀困擾，已成為目前尿失禁和私密處保養的新療法，過去 6 年國外文獻研究報告已超過 25,000 個案在陰道雷射治療後，超過 70% 的病人在治療後

120 天不再感到濕答答，且 95% 的病人回饋在性生活得到很大的改善。
療程時間短，每次療程 15 至 20 分鐘。建議 1 個月 1 次，至少治療 3 個月，
即可達到治療目的。

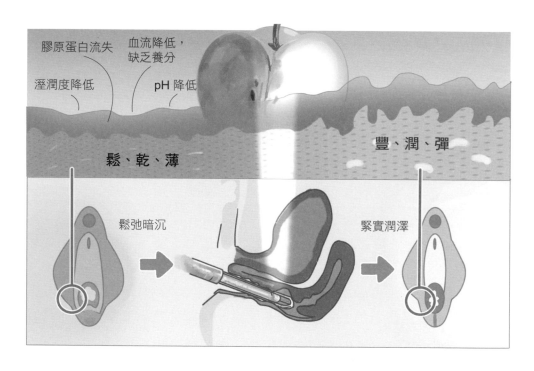

膠原蛋白流失　血流降低，缺乏養分

溼潤度降低　pH 降低

鬆、乾、薄　　　　　豐、潤、彈

鬆弛暗沉　　　　緊實潤澤

圖 1：陰道雷射治療

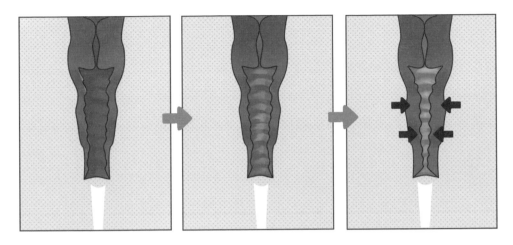

圖 2

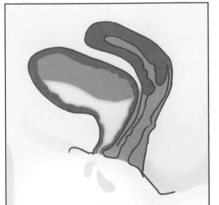

圖 3

醫學文獻探討陰道雷射 2 個月後的組織切片變化，在陰道雷射治療之前，陰道切片顯示她們黏膜層相當薄，幾乎只有 5 至 10 層細胞，底層嚴重缺乏結締組織，微血管分布也非常少；經過一次雷射治療後，不但皮層增厚變成 20 至 40 層，結締組織和血管都增多。也就是說，經過陰道雷射治療之後，陰道的黏膜層變得比較厚實（圖 4）。另一篇文獻提到雷射後的 10 分鐘左右，在顯微鏡下陰道黏膜的組織就開始出現活躍的纖維母細胞，並且產生新的膠原蛋白及許多小的膠原蛋白纖維（圖 5）。

雷射治療前 **雷射治療後 2 個月**　　**雷射治療後 10 分鐘立即切片檢查**

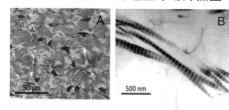

圖 4

陰道黏膜變厚實

顯微鏡下可見活性纖維母細胞 & 產生新膠原蛋白；電子顯微鏡下可見許多小的膠原蛋白纖維

圖 5：以組織切片檢查陰道黏膜情況

圖 4 醫學文獻來源：Zebinati N., et al. Microscoplc and ultrastructural modifications of postmenopausal atrophic vaginal mucosa after fractional carbon dioxide. Lasers in Medical Science. 2015 Jan; 30, No. 1:429-36

圖 5 醫學文獻來源：Salvatore S, et al. Histological study on the effects of microablative fractional CO2 laser on atrophice vaginal tissue: an ex vivo study. Menopause. 2015 Aug;22(8):845-9

　　臨床上，在陰道鏡（陰道內壁的放大鏡，可以讓醫師用肉眼看得更清楚檢查陰道皺壁情況）的論文，討論到做完陰道雷射光療後以陰道鏡檢查，可以發現原本平滑、血管絲依稀可見的薄薄的黏膜層，變成有皺褶、有彈性、厚實的黏膜層，就像是 2、30 歲時豐厚、皺褶明顯的陰道壁（圖 6）。

雷射治療前　　　　　**雷射治療後 30 天**

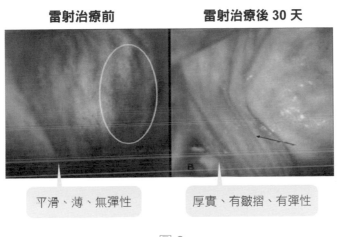

平滑、薄、無彈性　　　厚實、有皺摺、有彈性

圖 6

醫學文獻來源： Perino A, et al. Vulvo-vaginal atrophy: a new treatment modality using thermo-ablative fractional CO_2 laser, Maturitas. 2015 Mar;80(3):296-301

　　尿失禁的治療日新月異，不同的致病機轉也有不同的治療方法，希望受此困擾的女性朋友能勇於儘早就醫，恢復對於排尿的禁制性，又不影響排尿的最佳效果，亦可增加性生活的美滿程度。此外，值得一提的是，磁波椅（G 動椅）及陰道雷射光療雖可以讓女性們的私密處藉由輕柔的方式全面回春，但它無法一勞永逸，女性們需定期進廠保養，才能讓私密處一直保有年輕與彈性。

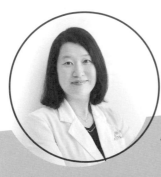

許齡內 醫師

　　就讀中國醫藥大學醫學系時，很幸運地由學校遴選至美國加州大學舊金山綜合醫院（UCSF-SFGH）交流，拓展了許醫師看待人、事、物更宏觀的眼界。

　　於高雄長庚醫院泌尿科專科醫師訓練期間，除紮實的臨床醫學訓練外，亦接觸了基礎研究的範疇，在師長們的指導下，更有多篇 SCI 論文的發表。於臺南市立安南醫院擔任泌尿科主治醫師期間，更至國立成功大學醫學臨床研究取得醫學碩士學位，期許自己能在婦女泌尿及膀胱病生理學的領域更加精進。

　　對於臨床醫療服務與教學研究的熱忱，除積極參與各學會演講與民眾衛教講座，多次受邀媒體採訪外，院方亦委派許醫師至嘉南藥理大學擔任講師一職，讓更多人群領略婦女泌尿及功能性排尿的重要性。

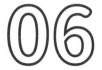

尿失禁手術前
一定要知道的事

　　隨著年齡的增長，許多婆婆媽媽逐漸面臨到不同程度尿失禁的困擾，許多較為嚴重的患者甚至每天需要更換好幾片護墊，卻仍然無法避免私密處的異味與悶熱，有些甚至造成長期反覆的尿路感染。根據臨床問卷的研究調查，更年期前後的婦女約有 30~40% 會出現不等程度的尿失禁症狀，其中更有一半以上的患者並未尋求醫療上的評估與治療。

　　其實大部分會造成女性尿失禁的原因與生理構造有關，在女性的骨盆底部、膀胱的近端及尿道周圍，有一群重要的支撐構造，包括恥骨尿道韌帶、陰道周圍筋膜、恥骨尾骨肌等，這群筋膜及肌肉主要的功用是在使女性朋友活動時穩定尿道的生理位置，不致發生小便滲漏的情形。但隨著生產後、年齡增長，這群重要的支撐結構張力開始降低，導致女

性在用力、咳嗽時開始發生漏尿情形，這類症狀臨床上就稱為「應力性尿失禁」。這種類型的尿失禁通常根據臨床症狀就可以很明確的診斷，而目前對於此類尿失禁的治療準則主要還是以手術效果為佳。那麼在已經確定因「應力性尿失禁」而進行手術前，有哪些事是我們需要進一步了解的呢？

手術前相對保守的治療

首先，大部分病人在得知建議要手術治療前幾乎都會問到的問題是這類應力型尿失禁手術（經陰道無張力吊帶手術，簡稱 TVT-O）非做不可嗎？有其他替代方式例如藥物，或者非侵入式的物理治療，或者飲食控制方式嗎？的確，任何侵襲性治療方式（手術），都可以有相對應的保守治療方式。目前針對應力型尿失禁的病患可行相對保守治療方式有：

1. 骨盆底運動（凱格爾運動）
2. 減重
3. 藥物治療
4. 陰道雷射

在評估後如果是症狀較為嚴重或是保守治療方式效果不彰的患者，則可以考慮接受手術方式治療尿失禁。近幾年的醫學文獻統計，針對尿失禁治療較為有效的外科手術有：

中段尿道懸吊手術

　　此類手術經多年的醫療文獻統計，目前已被列為治療壓力性尿失禁的黃金標準，是目前公認效果最佳且手術後併發症最少的手術方式。中段尿道懸吊手術能為我們帶來哪些好處？以下便是關於手術風險與效果的說明：

手術效果

　　首先，接受這類尿道手術後病患漏尿的症狀一般都能獲得立即性的改善。根據近幾年大型統計文獻統計，在接受手術後 1 年內的成功率（維持穩定效果不再漏尿的成功率可達到 85~90%），而在長期（≧ 5 年）的文獻顯示，在客觀上（經由術前術後膀胱影像尿路動力學的檢查結果比較）的改善率約 64.4%，而主觀上（病人自覺漏尿的頻率、術後護墊的使用等感受）的改善率約 81.3%。儘管成效顯著，但畢竟侵襲性的治療方式仍存在需要承擔的風險，因此在術前仍需專業醫師的謹慎評估包括麻醉風險、手術效益等。此類手術術後大約需要住院 2 至 3 天的時間觀察排尿恢復情形。

手術風險與併發症

　　外科手術治療尿失禁又要考慮哪些手術風險呢？根據許多國外研究，在手術中可能的合併症分別為：膀胱損傷約 3.8%；術中大出血約 1.9%；大血管損傷 0.07%；神經損傷約 0.07%；尿道損傷 0.07%。而

在手術後的合併症分別為：血腫 1.9%；術後輕微的解尿異常 7.6%；手術後尿滯留 2.3%；術後尿道感染 4.1%。

　　而在術後中長期的併發症方面，部分病人可能因肥胖、糖尿病、或者是吊帶張力太緊等原因造成排尿困難，需要把懸吊帶部分切開與移除。而發生這類併發症的病人約可在術後 2 至 4 週，將部分吊帶切開或移除，對排尿困難改善率約 65~93%，而此時周圍組織因手術後懸吊帶與周圍組織已發生沾黏強化，即使接受了懸吊帶切開或移除後，尿失禁再發的機率也還是能得到一定程度的改善。

　　此外，在接受中段尿道懸吊手術中所植入的懸吊帶有哪些選擇，而不同的材質會影響手術效果嗎？以材質來區分，手術所使用的材質可分為：

1. **人工合成懸吊帶**：最常使用的手術懸吊帶材質，大小皆相同規格，安全性也較佳，手術時間較短，但由於對人體而言是外來合成物，有較高的機率發生組織發炎，而使懸吊帶曝露出尿道或陰道，造成傷口癒合不良等情形。

2. **自體筋膜懸吊帶**：由下腹部或大腿外側，取肌肉表面的筋膜作為懸吊帶使用，因為是自身組織，身體有較低的發炎反應發生，幾乎不會發生懸吊帶曝露的風險。但是需額外傷口取出筋膜導致手術時間延長、傷口疼痛，與可能的取筋膜傷口併發症如傷口感染、取植體處肌肉膨出等。對於較複雜的尿失禁病患（同時併有瘻管、憩室），或如已有人工網膜曝露病史、曾接受過放射治療等可能影響傷口癒合的情況，自體筋膜一般是較佳的選擇。

手術植入方式

　　而以手術植入方式分類，目前市面上有：

1. **陰道無張力懸吊術（TVT）**：屬於較早一代的手術方式，使用聚丙烯材質（polypropylene）的懸吊帶，經由陰道放置於中段尿道下方來治療應力性尿失禁。當病人咳嗽、跑步、腹部張力增加時，吊帶會因肌肉的收縮而向上拉提，造成尿道彎曲（urethral knee）而達到防止尿液漏出的效果，所以只有在腹部用力時才會壓迫尿道，在休息時並不影響解尿功能。

2. **經閉孔懸吊帶手術（TOT）**：屬於新一代改良自陰道無張力懸吊術（TVT）的手術方式，亦使用聚丙烯類材質作為懸吊帶，經由陰道放置的懸吊帶會經骨盆的閉孔穿出做為固定，手術時間較陰道無張力懸吊術（TVT）更短，經骨盆閉孔來施行此類手術式可以避開恥骨後區域來減少膀胱及周邊血管神經受傷的機會。此外，由於懸吊帶的角度較為平緩，比較不會有因懸吊張力過大造成上述併發症所提到尿道阻塞導致尿滯留的情形。

3. **單一切口懸吊帶手術**：僅單一陰道切口，疼痛感低。近年陸續有長期研究發表，5 年成功率約 80%，相較於前二種手術方式較低，但是對於漏尿程度較輕微且擔心術後疼痛及傷口發炎或是美觀的病患來説，是另一個選擇。

尿道周圍填充手術

　　此手術是利用利用玻尿酸、鐵氟龍或現在常用的自體血小板濃縮液（PRP）填充物填補在尿道周圍維持結構的穩定。雖然屬於侵入式的治療，但不會有傷口，且效果快速。但缺點是填充物所提供的穩定度不如懸吊帶穩定有效，且會隨著時間被身體吸收，平均而言，效果大概可維持 6 個月到 2 年左右（需視打入填充物的材質而定）。針對症狀輕微且手術風險高的病人亦是一種選擇。

　　在做完手術後，大部分病人最常問到的問題就是需要休養多久？一般而言，由於尿道中段吊帶手術是一種微創手術，外觀上沒有什麼明顯傷口，併發症少，出院後即可正常生活起居及輕度運動，在傷口復原後（約 2 至 4 周）就可進行劇烈運動。在術後追蹤方面，傷口恢復及活動沒有異狀，療程可以告一段落，不需要用藥物輔助。但有少部分病人如有傷口與解尿不適應的情況，可能需要藥物輔助。而應力性尿失禁術後，有部分患者會引發術前沒有的尿急症狀（約 20%），可以短期（3 個月）給予抗膽鹼藥物治療緩解。

　　總結來說，尿失禁的手術治療已非常成熟且安全、簡單。相比多年前的「腹腔鏡手術」或「開腹手術」而言，經陰道內手術，不但恢復快且能達到幾近完美的效果。如此日新月異的手術進展，對尿失禁的患者可說是一大福音。只要勇於面對尿失禁問題至泌尿科找醫師評估，每位尿失禁患者一定能找到最佳的治療方式。

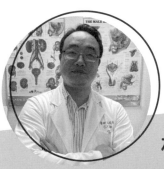

林政鋒 醫師

　　臺北醫學大學畢業後，選擇在林口長庚醫院泌尿科接受住院醫師的訓練，完成醫學中心紮實的訓練後，轉任基隆長庚醫院繼續服務。

　　2012 年通過泌尿專科醫師的考試，開始了泌尿科主治醫師的生涯，在當時，從事婦女泌尿專科相關的醫師並不多，許多基隆地區的女性往往需要轉診至外縣市的醫院接受泌尿疾病的治療，因此林醫師選擇婦女泌尿作為他的次專科。

　　曾於 2016 年至日本神奈川縣的東海大學醫學部附屬醫院進修相關的手術技術，截至目前已在基隆長庚服務逾 10 年，除泌尿科相關醫療業務外，同時也是長庚醫院婦幼保護小組成員。期望能施展自己所學為更多人服務。

07

骨盆底器官脫垂
與骨盆重建手術

某天晚上急診照會一位 69 歲的阿嬤,主訴小腹極度疼痛,從早上到現在都尿不出來。在急診現場,阿嬤平躺床上不敢移動,一直摸著下腹部和會陰部,表情相當的不適。阿嬤痛苦的說道:「其實尿尿不好解已經好一陣子了,最近還伴隨解尿疼痛,下體還摸到一大球不時點狀出血的東西。」「我生性害怕看醫生,之前鄰居給我藥房買的藥,吃了比較不痛也不會出血,但是現在下體感覺越來越大顆,我擔心長壞東西……(落淚)。」經婦產科醫師詳細內診評估和問診後發現,原來阿嬤是骨盆底器官脫垂導致尿液滯留及下腹部疼痛!

　　骨盆底器官脫垂在女性一生的盛行率大約 30~50%，會隨著年紀、生產次數、生活型態、長期負重工作、年紀、肥胖、長期慢性咳嗽等因素而增加其發生率。骨盆底器官脫垂雖然不會立即危害生命，但有可能影響生活品質，甚至造成反覆性泌尿道感染，會陰部破皮出血等困擾。骨盆底器官脫垂的症狀視脫垂程度及部位而不同，最初的主訴通常為感覺到陰道內有沉重感，以及好像有東西快要掉下來的感覺（**輕度脫垂**）；早晨起床時還好，但經久站或工作之後明顯在陰道的下方可以摸到一顆像雞蛋或大貢丸的東西，要用手指頭把掉下來的東西推進去之後才有辦法順利解尿（**中度脫垂**）；或病人持續忍耐不適，求醫時已呈現完全脫垂狀態，無法順利自己推回解尿，也因此常常破皮出血或反覆性泌尿道感染或排尿困難去藥局買藥吃（**重度脫垂**）（圖 1）。對於有症狀且造成生活品質影響的骨盆臟器脫垂患者，治療的選擇為教導病人自己使用子宮托或手術治療，骨盆重建手術為治本選項，可免於每天自行換洗裝置子宮托的麻煩。

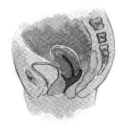
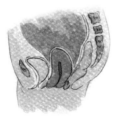
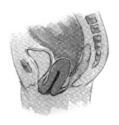
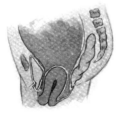

正常　　　　　　輕度　　　　　　中度　　　　　　重度

圖 1：子宮脫垂嚴重程度示意圖

　　這類婦女問題的確不像心肌梗塞或中風一樣會危及生命，但卻有可能會困擾女性朋友，礙於不好意思就醫或自以為無解，苦忍著兩腿中間夾著脫出的陰道或子宮的不適感甚至尿液滯留，或是影響性生活，缺乏自信，為生活帶來重重的負面影響與困擾。

　　這幾年來婦女骨盆重建手術蓬勃發展，因為許多新的手術方法與觀念的轉變，骨盆底器官脫垂不再是難以解決的問題，以微創的手術方式運用人工網膜施行骨盆重建手術，可以達到令人滿意的成功率，提昇患者的生活品質。

骨盆底器官脫垂的評估

　　患者在就醫時建議跟診治的醫師詳細說明自己的症狀和困擾。醫師在詳聽患者的不適以後必須詳細內診評估患者脫垂的情況，內診時看到的或許不是患者最嚴重的狀況，可以請患者模擬平時日常生活，譬如做增加腹壓的動作（咳嗽、打噴嚏、腹部用力等）誘導骨盆底器官脫垂來評估平時最嚴重時的情況。

　　骨盆底器官脫垂會使膀胱及尿道的解剖位置改變，因此患者經常伴隨各種不同的下尿路症狀，如尿失禁、解尿困難、頻尿、急尿及殘尿感，經尿路動力學檢查可以了解膀胱及尿道功能；在做檢查時會以適合陰道大小和脫垂程度的子宮托先將脫垂復位再執行，也就是模擬骨盆重建手術後的情況，預估膀胱出口阻塞是否可改善、有無合併應力性尿失禁或

隱藏性應力性尿失禁、了解膀胱容量及逼尿肌功能等。

　　除此之外，例行性的尿液檢驗和尿液培養也可以提供相關的資訊，幫助排除急性泌尿道感染、菌尿症、血尿等。骨盆底器官包含子宮、卵巢、輸卵管也一樣不能忽略，婦產科超音波可以獲得相關資訊。經全盤仔細的檢查，再和病人討論：用何種手術方式？經陰道或腹腔鏡手術？要不要用人工網膜？子宮要不要保留？要不要同時進行尿失禁手術？進而客製化擬定最適合患者的治療計畫或手術方式。

腹腔鏡骨盆重建手術

1. 過去以開腹方式進行的骨盆重建，傷口大、恢復慢且患者術後疼痛指數高，隨著腹腔鏡手術的盛行與日趨成熟，以微創腹腔鏡手術施行骨盆重建越來越盛行（圖 2），甚至可以以達文西機器手臂來進行手術（ Robotic surgery ），一般手術後 2 至 3 天即可出院。

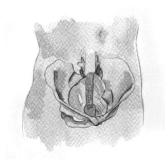 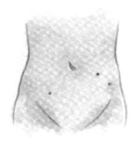

圖 2：左圖為將人工網膜固定於子宮切除之後的陰道頂端及往上固定於薦骨前面的韌帶；右圖為微創手術傷口。

2. 適合對象為其最明顯脫垂的部位為子宮或陰道頂端,或年紀較年輕的患者。

3. 若子宮大小正常沒有病灶,可予以保留,需以人工網膜固定於前後子宮頸,再將人工網膜尾端由子宮頸往上固定於薦骨前面的韌帶或者髂恥骨韌帶,而將子宮及骨盆底往上提,人工網膜是包埋在腹膜後腔,不會直接接觸到腸子;若子宮有長肌瘤或肌腺瘤則建議做全子宮或次全子宮切除,再以人工網膜固定。

4. 此種經由腹部的骨盆重建手術,難度在於需要很多細微的縫合修補步驟,小心避開腹膜後面的神經、血管及輸尿管,以達文西機器手臂進行此項手術提供了 3D 立體放大的手術視野及達 7 個自由度的手臂運轉設計,其最末端的運針手腕關節角度有高達 90 度的操作空間,非常適合運用於經腹部骨盆重建這種高精密度的手術,提升手術精緻度。

經陰道骨盆重建手術

1. 手術時間較短,術後恢復較快,適合年紀大的病人。

2. 除了傳統的經陰道做全子宮切除,合併陰道前後壁修補加上薦棘韌帶懸吊,可考慮輔以人工網膜加強效果(圖 3),降低復發率。

3. 近十幾年來運用人工網膜來做經陰道骨盆重建手術日益普遍,人工

網膜的材質和鋪陳工具也一再改良進步，短期成功率可達 90% 以上，建議由經過訓練的骨盆重建專科醫師執行。

4.子宮切除或保留的考量如前面所述，子宮脫垂並不一定要切除子宮，需個別評估。

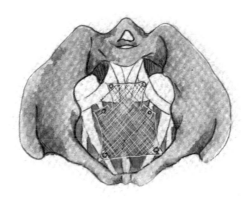

圖 3：輔以經陰道人工網膜加強骨盆重建手術

結語

骨盆重建手術需要依每個病人的情況量身打造，經陰道人工網膜的優缺點要讓病人清楚以做選擇，達文西機器手臂的引進為經腹部骨盆重建手術帶來加分效果，術前的謹慎評估和充分解釋是絕對必要的。

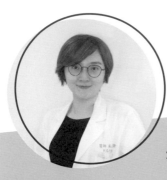

吳昱靜 醫師

　　身為婦產科專科醫師，踏入醫療事業，為姊姊妹妹們分憂解擾，緩解婦女疾病的痛苦一直是吳醫師的夢想。眾所皆知，婦產科是份很勞心勞力的工作，但是吳醫師非常熱愛自己的工作。

　　從少女疾病就醫到懷孕生產到熟齡，可以陪伴女性朋友們走過人生不同階段的旅程，著實令人欣慰及感動。日積月累下的經驗和歷練，鞏固了今日的醫學底蘊！而醫學日新月異，吳醫師要求自己思想開明，積極進取，樂觀向上，對任何問題保持清醒的態度，把自己所學運用在病人身上。

　　身為歷經生產、年紀增長與久站生活型態的婦女泌尿專科醫師，脫垂的危險因子也在她自己身上產生中。所以，吳醫師十分能感身受姊妹們的困擾，願意多花心思，接受您的挑戰！

MEMO

CHAPTER

3

男性尿失禁

08 良性攝護腺增生 之症狀與治療

　　獲得第 55 屆電視金鐘獎的電視劇《俗女養成記》有段生動寫實的劇情，描述女主角擔任導遊接待外國賓客，過程中因多次詢問對方「是否要上廁所」而惹惱對方，而執拗的外國賓客卻也因刻意憋尿而忍不住尿溼褲子，幸好女主巧妙化解難堪窘境。

　　對一般民眾來說看似輕鬆的笑料，看在泌尿科醫師的眼中，卻嗅到了中老年男性的哀愁。隨著新聞報導、健康知識的普及，甚至電視影劇的劇情安排，越來越多人了解到攝護腺（又稱前列腺）肥大這一男性獨有的疾病。然而，如果談到男性尿失禁，卻往往有點困惑，認為攝護腺阻塞會不容易排尿，怎麼又會跟失禁漏尿這個似乎是女性才有的問題搭在一起？

事實上，不分男女都會有尿失禁的困擾。女性的盛行率是男性的兩倍，但隨著年紀增長，在老年族群則男女比例就越來越趨近。這個疾病看似不太要命，但許多研究已指出，此問題會使患者產生恐懼、憤怒、羞恥和睡眠障礙等問題，進一步影響生活品質，而且此影響在男性身上更為明顯。因此男性朋友想要有良好品質的下半生，除了認識攝護腺肥大之外，更要好好瞭解男性尿失禁。

尿失禁像是關不緊的壺蓋

如果將膀胱當成茶壺，尿道做為壺嘴，攝護腺就像是壺蓋。正常排尿過程中，腎臟排出的尿液經由輸尿管排送至膀胱儲存，過程好比打開茶壺將水倒入，當水盛滿時，需將壺蓋打開，才能順利將水倒出來。（圖1）但是，若要倒水的時候，壺蓋沒有完全打開（膀胱出口阻塞），倒

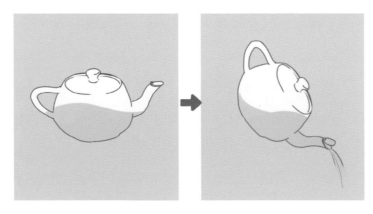

圖1

出來的水流變得又慢又細（尿速變慢）。有時候茶壺裝了水，卻可能因為茶壺不穩（膀胱過動），或是蓋子沒蓋好（括約肌功能不良），水就灑了出來，此外，若茶壺水裝得太滿，也可能會滿溢出來。（圖2）

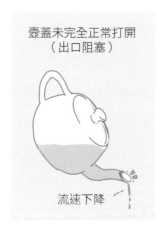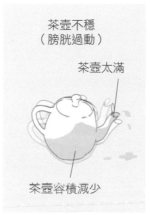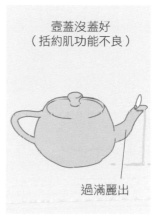

圖2

這是生活中可觀察套用到我們儲尿排尿的簡化模型，然而，解尿過程仰賴複雜的多器官彼此協調合作，才能順利完成。在這過程中，如果尿液儲存出問題（如急尿、頻尿、夜尿），或者排放有障礙（尿流變細、需用力解尿、殘尿感、斷斷續續解尿），就統稱為下泌尿道症狀。其中，尿失禁的定義為尿液不自主地從膀胱漏出。雖然國際攝護腺症狀評分表中並沒有對失禁進行評分，但它是下泌尿道症狀中比較偏向儲存性功能問題，只是因為不同的原因導致尿液滲漏。那麼，究竟尿失禁的成因是什麼呢？得從其分類談起：

　　第一類是最為人所知的尿失禁，與良性攝護腺增生（BPH, Benign Prostatic Hyperplasia，常和良性攝護腺肥大混用）有關，是一種隨著男性年齡增長的常見病症。攝護腺肥大而阻塞膀胱出口，解尿和儲尿症狀都可能發生，包括尿尿不順暢，尿流變細，解尿後滴滴答答排不乾淨，屬於排尿症狀；強烈急尿感憋不住尿，動不動就要跑廁所，甚至漏尿滴在褲子或鞋子上，屬於儲尿症狀；再加上晚上睡覺期間需起床上廁所的夜尿症狀，這三大類屬於攝護腺肥大的症狀。臨床醫師通常會使用國際攝護腺症狀評分表（表 1）來為這些症狀綜合評量後給分數，並根據依照分數高低區分其症狀嚴重程度。

表 1：國際攝護腺症狀評分表

在過去一個月內	完全沒有	五次不到	不超過一半	大約一半	超過一半	都是如此	症狀評分
1. 是否有小便解不乾淨的感覺？	0	1	2	3	4	5	
2. 是否有小便斷斷續續的現象？	0	1	2	3	4	5	
3. 是否有小便無力感覺？	0	1	2	3	4	5	
4. 是否有要用力才能解出小便？	0	1	2	3	4	5	
5. 是否不到兩小時還要再小便？	0	1	2	3	4	5	
6. 是否有憋不住尿的感覺？	0	1	2	3	4	5	
7. 晚上起床小便的次數？	0	1	2	3	4	5	
把上述 7 題的分數全部加起來，計分結果：＿＿＿＿ 分 ● 0~7 分為輕度。 ● 8~19 分為中度。 ● 20 分以上為重度。							

攝護腺肥大的治療

目前針對攝護腺肥大治療的方式大致可分成：

1. 藥物治療：包括甲型阻斷劑、5 甲型還原酶抑制劑、抗膽鹼
   劑或 beta-3 腎上腺素受體作用劑、第五型磷酸二酯酶抑制劑
   （phosphodiesterase type 5 inhibitor, PDE5 inhibitor）

2. 手術治療：包括經尿道攝護腺刮除、剜除或雷射汽化；

3. 包括攝護腺水刀（Aquablation）、攝護腺蒸氣消融術（Rezum）、
   攝護腺尿道吊帶（prostatic urethral lift）、攝護腺動脈栓塞術等。

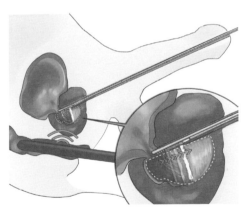

圖 3：攝護腺水刀（Aquablation）

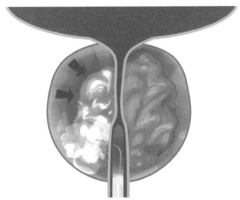

圖 4：攝護腺蒸氣消融術（Rezum）

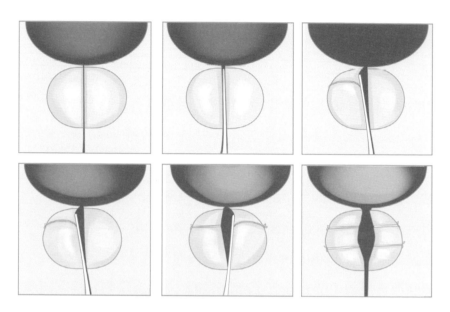

圖 5：攝護腺尿道吊帶（prostatic urethral lift）

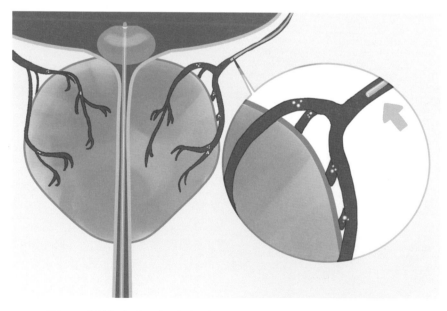

圖 6：攝護腺動脈栓塞術（prostatic artery embolization）

　　隨著醫藥科技的進步，醫師手邊有越來越多的武器可解決男性攝護腺問題，然而一般常見的迷思是誤以為攝護腺肥大就一定要開刀。事實上，手術是否有其必要性要根據肥大是否造成阻塞而引發下泌尿道症狀，以及症狀的嚴重程度而定。如果根本沒有症狀，生活也不困擾，那麼即便有攝護腺肥大，也只需維持良好的生活作息和運動習慣即可。反之，若藥物效果不佳、無法耐受，或有攝護腺肥大阻塞造成的併發症，例如反覆血尿、膀胱結石、尿滯留，甚至嚴重到腎臟水腫等，則需考慮手術介入。只是治療前仍須先確認病患沒有攝護腺癌，進行身體健康狀態了解有無其他共病，以及病患自身在意的副作用。簡言之，需經醫師完整評估，且與患者完整醫病共享決策後，才能做出最適當的治療選擇。

　　與上述有關的**急迫性尿失禁**（Urgency Urinary Incontinence），屬於膀胱過動症候群的表現，因為病人膀胱逼尿肌不穩定或過動性膀胱，往往膀胱只有少量尿液，或是摸到冷水，膀胱逼尿肌不自主地收縮造成強烈的排尿感，憋不住而尿溼褲子。

　　另一個常見的成因，則是攝護腺肥大接受內視鏡手術，或者攝護腺癌接受攝護腺根除術後，可能發生**應力性尿失禁**（Stress Urinary Incontinence）。此類病人尿失禁與身體活動有關，例如姿勢變化，或是打噴嚏或咳嗽時往往尿液不自主的漏出。

　　其他較為少見的類型例如**混合性尿失禁**（Mixed Urinary Incontinence），在男性較少見，不過在攝護腺手術後可能發生。或是成人夜間遺尿（Nocturnal Enuresis），表示在晚上睡覺的時候弄溼床

而毫無知覺，即屬於夜間遺尿。即使到 7 歲的孩童，其患病率估計仍接近 10%，在這之中，有 2~3% 的兒童可能會持續到成年。通常罹病的男性往往處於高壓狀態的慢性尿滯留，因此要特別注意上尿路水腫以及腎功能衰竭的風險。**持續性尿失禁**（Continuous Urinary Incontinence）更是少見，代表持續不間斷的尿失禁，通常表示瘻管存在，例如攝護腺直腸瘻管。

尿失禁分類	常見表現
急迫性尿失禁 Urgency Urinary Incontinence	強烈尿液感，不得不尿。主要有急尿、頻尿或夜尿症狀。
應力性尿失禁 Stress Urinary Incontinence	腹壓增加時，尿液不受控制的漏出。如咳嗽、大笑或運動時。
混合性尿失禁 Mixed Urinary Incontinence	混合兩種以上的尿失禁症狀。
成人夜間遺尿 Nocturnal Enuresis	成年期睡覺尿床而毫無知覺。
持續性尿失禁 Continuous Urinary Incontinence	持續性且不間斷的有尿液漏出，多半表示有瘻管存在。

治療與保健

　　門診中常有病患拿著廣告傳單或網頁畫面給醫師看，上頭多半標榜某神奇的藥物，不但可以治療攝護腺肥大、控制尿失禁，又同時可以改善性功能，雖是健康食品卻號稱有藥品級的效果。幸而在給予正確的觀念和評估後，病人往往只需接受健保藥物治療配合飲食調整，症狀就能獲得很好的控制，再也不用多花冤枉錢。尿失禁的確對病人的生活品質有很大的影響，無怪乎坊間流行各類的偏方，就是利用了病人久病而脆弱的心靈，事實上，尋求正規專業的泌尿專業人員，好好接受完整詳細的評估，才能針對個人問題與需求解決，且大多可以獲得不錯的改善效果。那麼，究竟有哪些重要的評估呢？尿失禁的完整治療評估包括病史及手術史、尿失禁症狀暨生活品質問卷、量測身高體重以計算 BMI、紀錄排尿日記、尿液檢測以及尿流速和殘尿量，再根據尿失禁的狀況進一步治療。

 急迫性尿失禁的治療

　　首要從生活型態調整，包括戒菸、減肥和避免可能會刺激膀胱的含咖啡因和碳酸類飲料，加強骨盆底肌肉訓練（凱格爾運動），而且要持之以恆。藥物則可透過抗膽鹼類藥物或者 β3 腎上腺接受體作用劑（β3 agonist）幫助患者膀胱放鬆。若保守治療和藥物治療無法控制，且患者要求進一步治療，此時可能需安排尿動力學檢查，並進一步安排膀胱鏡

注射肉毒桿菌毒素，甚至其他較侵入性的治療包括植入式微型神經刺激儀（SNM）或經皮脛神經刺激（PTNS）。

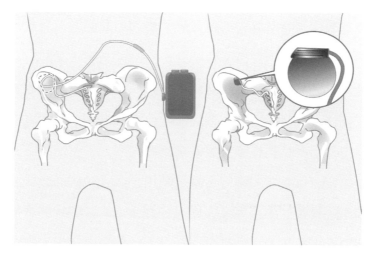

植入式微型神經刺激儀（Sacral Neuromodulation, SNM）

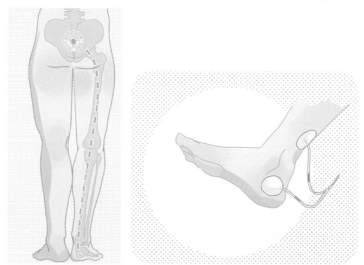

經皮脛神經刺激（Percutaneous Tibial Nerve Stimulation, PTNS）

圖7：嚴重膀胱過動／急迫性尿失禁之侵入性治療

應力性尿失禁的治療

　　男性應力性尿失禁多發生在攝護腺根除術後，一般為暫時性。同樣從生活型態會請病人少做負重動作，減少腹腔壓力，並可透過加強骨盆底肌肉訓練逐步改善，但若追蹤數月仍未改善且困擾，對中度至重度的男性應力性尿失禁，目前治療的標準是人工括約肌的置入手術，或是保守使用如陰莖夾或失禁護墊。（更詳細的說明可參考下一章：「攝護腺癌術後尿失禁」）

 混合性尿失禁的治療

　　此類尿失禁的治療更具挑戰性。一般而言會有其中一類症狀較為嚴重，因此治療的原則中，生活型態的調整和骨盆肌肉訓練是類似的，至於藥物或手術介入與否，則應該針對症狀中最惱人的症狀為主。建議患者需與泌尿科醫師討論配合才能達到最好的治療效果。

結語

　　《康健雜誌》曾報導知名作家龍應台和天下雜誌發行人殷允芃聊天的趣聞，提到龍應台曾錯誤地擔心自身攝護腺出問題，而埋下殷創辦《康健雜誌》的種子。可知即便一般民眾再如何博學多聞，都可能無法全盤了解人體諸多解剖構造，更遑論神奇的排尿現象。希望透過本文對男性尿失禁的入門介紹，民眾能有更正確的認識，不再需要害怕或羞於啟齒，好好的與您的照護醫師討論，重新找回收放自如的掌控權！

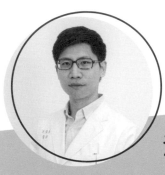

洪健華 醫師

　　臺大醫院泌尿部主治醫師，也是臺灣楓城泌尿學會的副祕書長。專長是內視鏡與腹腔鏡微創手術。平時看診時，要照顧許多年過半百，甚至耄耋之年的病患，深諳患者為解尿問題所苦，不論是前列腺肥大阻塞造成解尿困難，或是憋不住尿常常跑廁所，對於有解尿相關問題的病患，往往門診時不僅僅是開藥，更要花許多時間衛教說明飲食與生活型態調整。

　　非常認同台灣尿失禁防治協會的宗旨，在民眾健康維護與宣導相關教育不遺餘力。透過許多衛教活動、臉書 line 粉絲團社群平台、以及相關書籍等，提供民眾跨領域的照護，匯集許多泌尿科醫師以及其他專科醫師的力量，推廣健康知識。不再僅限於診間一對一的互動，能夠讓更多人了解並認識相關的疾病。

　　希望各位讀者能多多利用這個寶貴的平台，有更進一步的問題，也要記得向醫師尋求諮詢協助喔！

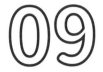

攝護腺癌術後尿失禁

根據國健署 2022 年 4 月發布之 2019 年癌症登記資料，攝護腺癌為發生率第 4 高之癌症，手術或攝護腺癌放射線治療（亦稱為電療）之後，都可能會發生尿失禁的情況。在攝護腺放射線治療後接受攝護腺刮除術，或攝護腺癌手術後，因病情進展接受放射線治療，產生尿失禁的比例更高。

攝護腺癌術後的尿失禁可能單獨發生，也可能伴隨性行為發生，有以下幾種情況：性喚醒尿失禁（sexual arousal incontinence)、高潮期尿失禁（climaturia)、應力型尿失禁（stress urinary incontinence)。

性喚醒尿失禁可能發生在前戲或自慰時，高潮期尿失禁則伴隨高潮發生。性行為誘發的尿失禁症狀，據統計平均困擾 30% 的攝護腺癌手術或放射線治療病友。

攝護腺癌術後尿失禁的型態

應力型尿失禁	咳嗽、用力、大笑時漏尿
性喚醒尿失禁	性行為前戲或自慰時漏尿
高潮期尿失禁	性行為高潮期發生尿失禁

攝護腺癌術後尿失禁的治療方式包括：骨盆肌肉訓練、藥物治療、手術治療、再生醫學治療。有部份尿失禁會在術後 1 年改善，因此通常觀察 1 年以上，才採用手術治療。據統計，若定義每日使用 0 片或 1 片護墊為沒有尿失禁（尿失禁改善），術後 3 個月無尿失禁的病友占 71%，6 個月 87%，12 個月 92%。

解剖學上，男性尿道有膀胱至尿道開口分為 4 個段落：攝護腺尿道、膜狀尿道、球狀尿道、陰莖尿道（圖 1）。年輕、攝護腺體積小、核磁共振顯示膜狀尿道較長、接受神經保留手術，和骨盆肌底運動（凱格爾運動）時尿道壓較高的病友，若發生攝護腺癌術後尿失禁，更容易自然痊癒。

尿失禁評估

評估檢查尿失禁，首先需區別漏尿的型態：是急迫型、應力型或混

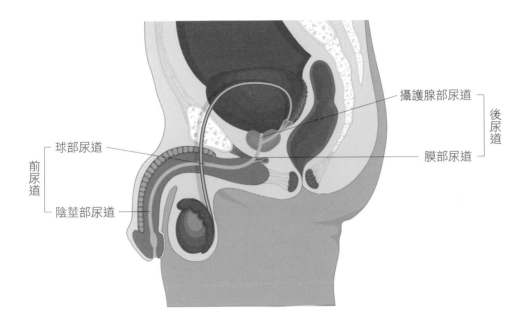

球部尿道

前尿道

陰莖部尿道

攝護腺部尿道

後尿道

膜部尿道

圖 1：男性尿道位置圖

合型，才能對症治療。急迫型尿失禁症狀常伴隨頻尿、夜尿、一有尿意就感到很急，病因主要是膀胱功能失調。應力型尿失禁的發生則常伴隨腹壓增加，咳嗽、笑、走路、運動時發生漏尿，病因主要是尿道括約肌力量不足或不全。混合型則是綜合了急迫型和應力型尿失禁的症狀。

其他評估方式還有排尿日誌、護墊測試、尿路動力學和膀胱鏡。排尿日誌是由病友紀錄每日喝水時間、喝水量、排尿時間、排尿量、急尿、漏尿次數和其他症狀。護墊測試則是請病友紀錄 1 小時與 1 日（24 小時）的護墊用量，如能也秤重，則更精準。尿路動力學檢查會置放一柔軟的特殊小尿管至膀胱內，同時紀錄肛門壓力和骨盆底肌電圖，觀察病友排尿或用力時膀胱尿道的壓力變化。

骨盆肌底運動 (Pelvic floor muscle training, PFMT)

為預防攝護腺癌術後尿失禁，攝護腺癌病友在手術前即可開始練習骨盆肌底運動。手術後再開始學習骨盆肌底運動，可能會因為傷口疼痛、術後感覺神經變化和尿失禁等狀況，學習較困難。

因此建議攝護腺癌病友，在手術前 1 個月即可開始練習骨盆肌底運動。此運動對改善急迫型和應力型尿失禁都有幫助。

骨盆肌底運動又稱凱格爾運動，女性朋友可藉由凱格爾運動改善尿失禁和骨盆器官脫垂，男性朋友進行凱格爾運動亦有益於維持良好勃起狀態、延遲射精時間和改善尿失禁。男性凱格爾運動有 3 大要點：將陰莖微微向肚子的方向縮、想像尿到一半要暫停排尿、像要阻擋放屁一樣鎖住肛門括約肌。每次收縮 5 秒、每回合 10 至 15 下、1 天 3 回合。

生活輔助用品

除了骨盆肌底運動、藥物和手術之外，在醫療器材用品店也能找到一些減少尿失禁不適的輔助用品，如：護墊（圖 2）、陰莖加壓裝置、尿袋、尿管和尿管控制閥（圖 3）。護墊需勤於更換，減少尿液浸潤皮膚引起搔癢刺激或皮膚炎。使用陰莖壓迫裝置減少尿液漏出，則需每 2 小時鬆開裝置，以避免影響陰莖血液循環，夜間入睡後也不宜使用。

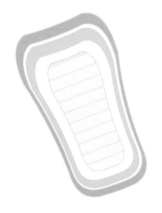

圖 2：男性護墊

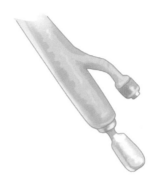

圖 3：尿管控制閥

手術

94% 攝護腺癌手術病友，在術後 12 個月內尿失禁會慢慢自然痊癒。滿 12 個月之後，若尿失禁嚴重影響生活品質，可進一步進行尿失禁手術評估。攝護腺癌術後尿失禁的手術治療包括：內視鏡注射尿道填充物、尿道吊帶術、人工尿道括約肌手術。這些手術治療的原理，都是藉由增加尿道壓力來阻止尿液滲出。內視鏡注射尿道填充物相對侵入性較低，常用於第一線治療，但對於症狀嚴重或是膀胱尿道縫合處結痂的病友來說，效益有限。尿道吊帶術用於治療輕度至中度尿失禁，如為嚴重尿失禁仍建議接受人工尿道括約肌手術，這是目前治療攝護腺癌術後尿失禁最有效的手術方式。

尿道吊帶術

　　目前用來治療攝護腺癌術後尿失禁的吊帶，通常經骨盆恥骨孔置放吊帶支撐尿道，藉由延伸和調整膜狀尿道位置來重建尿道括約肌鎖住尿液的功能。核磁共振顯示尿道吊帶能延長膜狀尿道、提高膀胱頸、提高後膀胱壁和尿道括約肌。

人工括約肌手術

　　人工括約肌是一組精密的機械裝置，包括能環狀壓緊球狀尿道的閥門、壓力控制儲水囊和開關按鈕。儲尿期，尿道閥門藉由壓力控制儲水

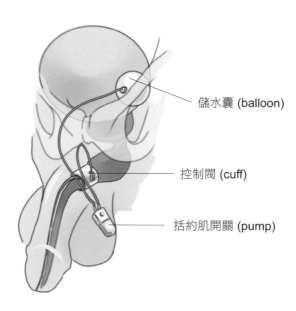

　　　　　　　　儲水囊 (balloon)

　　　　　　　　控制閥 (cuff)

　　　　　　　　括約肌開關 (pump)

圖 4：人工括約肌圖

囊保持恆定壓力，通常介於 61 至 70 水柱壓力；病友欲解尿時，按下開關閥門會打開，使尿道壓力瞬間降低，能順利排尿。排尿之後，壓力控制儲水囊的水會再回流至尿道控制閥，保持尿道緊閉，防止漏尿。

術前評估

男性尿失禁手術的術前評估包括仔細的症狀描述、病史、身體理學檢查、驗尿、排尿日誌、護墊測試、尿路動力學、尿道膀胱鏡檢查，和尿失禁嚴重度評估。尿失禁嚴重度評估需計量護墊漏尿的每日總重，每日漏尿總重量大於 400g 為重度尿失禁、介於 150 至 400 克為中度尿失禁、小於 150 克為輕度尿失禁。

手術前評估也要考量病人的身體狀況和過去所做的治療：身體質量指數（體重除以身高平方）、過去手術史（是否曾接受尿道手術）、是否接受過放射線治療、膀胱功能、尿道膀胱鏡檢的解剖構造、陰囊皮膚的健康程度、手的靈活度和認知功能。裝置人工尿道括約肌的病友需定時按鈕打開尿道閥門，以排空膀胱尿液，保護腎臟和膀胱功能，因此手能靈活操控裝置非常重要。

治療攝護腺癌術後尿失禁，病友與醫師須共同仔細評估生活困擾點、膀胱功能、認知功能、尿失禁的嚴重程度和生理結構，方能得到較理想的結果。除排尿功能之外，術後依照醫師指示即早服用輔助勃起藥物，或進行低能量震波治療，也能促進性功能復健與早期恢復。

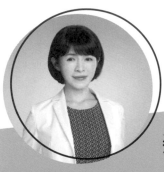

姜宜妮 醫師

　　對於泌尿系統的各種功能總是充滿熱情，希望病友們都能長命百歲，生理健康，心理圓滿開心。

經營臉書「男人學」：https://m.facebook.com/Andrology.Taiwan

　　臺灣大學醫學系學士、臺灣大學醫學工程博士，現任臺灣大學附設醫院泌尿部主治醫師、好心肝診所泌尿科兼任醫師。主治專長爲：性功能醫學：勃起功能與射精障礙、泌尿再生醫學、攝護腺與陰莖低能量震波、包皮槍、精緻包皮手術、男性微創結紮手術、尿失禁與排尿障礙、小兒泌尿 / 血尿診療 / 泌尿道感染。

　　同時爲臺灣泌尿科醫學會、臺灣男性醫學會、台灣尿失禁防治協會、歐洲泌尿科醫學會、國際性醫學學會等專業學 / 協會會員。

參考資料

1. Incontinence after Prostate Treatment: AUA/SUFU Guideline.
    Sandhu JS, Breyer B, Comiter C, Eastham JA, Gomez C, Kirages DJ, Kittle C, Lucioni A, Nitti VW, Stoffel JT, Westney OL, Murad MH, McCammon K.
    J Urol. 2019 Aug;202(2):369-378. doi: 10.1097/JU.0000000000000314. Epub 2019 Jul 8. PMID: 31059663

2. Surgical Procedures for Sphincteric Incontinence in the Male, Chapter 131, Campbell-Walsh-Wein Urology, 12th edition, 2021

MEMO

CHAPTER

4

泌尿健康教育課

10
女性正確排尿姿勢

　　排尿就像喝水一樣，每天習以為常，卻是至關重要的人生大事。在數千年的歷史中，世界各地發展出許多不同的「廁所文化」，據說還曾經有人是「躺著」排尿的呢！

正確的如廁姿勢很重要

　　一個好的排尿過程必須透過膀胱加壓，同時出口要足夠放鬆。膀胱加壓是由膀胱本身的「逼尿肌」收縮及「腹內壓力」合力提供，出口放鬆則是需要放鬆「骨盆底肌肉」及「尿道括約肌」，如此互相配合才能夠解得又快又乾淨！值得注意的是，適當的腹壓能夠讓尿流速更快，但我們不希望排尿時腹部肌肉過度用力，特別是在女性，因為這可能造成

腹部壓力與骨盆的夾板效應，反而壓迫尿道增加出口阻力。

　　傳統上亞洲文化多是「蹲式廁所」，上廁所時是兩腳打開且完全蹲下，這種姿勢有兩個優點，第一，可以提供很好的腹部壓力來幫助膀胱加壓，第二，透過兩腳張開蹲下，可以得到很好的骨盆底肌肉放鬆。因此「全蹲踞姿式」是一個很好的排尿方式，但蹲式廁所有其缺點，首先是膝蓋或髖關節不好的人，沒辦法做出「全蹲姿式」。此外蹲式廁所比較容易有異味或是髒汙噴濺，而隨著西方文化導入，我們的衣著也變得較不適合使用蹲式廁所。

　　沖水馬桶在 19 世紀後開始流行，在我們現代生活中不管住家或公共區域都是「坐式廁所」最常見。沖水馬桶的好處包括可以坐著上廁所、有更清新衛生的環境，排尿解便也可以變得很優雅享受。很多人甚至會在馬桶上看書看手機到流連忘返！但隨著我們待在廁所的時間越來越長，正確的坐式馬桶「如廁姿勢」就變得非常重要。接下來列出幾種使用坐式馬桶常見姿勢，並分析哪一種是較好的排尿姿勢。

直立坐姿（圖 1）

　　腰背挺直、雙腳微開平放在地。

　　這個姿勢就是一般的標準坐姿，想必很多人會認為既然使用坐式馬桶，直立坐姿最好。但事實上，直立坐姿時腹壓較小，流速也較慢，需要腹部肌肉額外用力增加腹壓，如廁時沒辦法非常放鬆。

前傾式坐姿（圖2）

　　雙腳自然分開平放在地（至少 30 公分寬），背部打直前傾，雙手肘靠在膝蓋後約 10 至 20 公分，想像手上拿著書或報紙在看。

　　在醫學研究中發現，「前傾式坐姿」相較於「直立坐姿」，更能夠提供腳部的支撐，進而增加解尿或排便時的腹壓，如此腹部肌肉不需額外用力。如廁時腹部可以更放鬆，是更好的選擇。

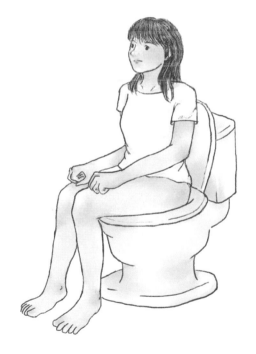

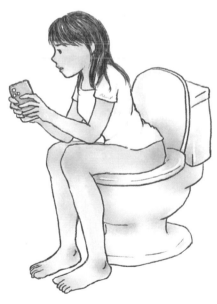

圖1：直立坐姿　　　　　　　　圖2：前傾式坐姿

3　全蹲踞坐姿（圖3）

　　這個姿勢在馬桶必須要裝設有加高踏處供支撐，髖關節完全彎曲且自然打開，腳掌可平放或微墊腳尖，臀部放鬆穩定接觸馬桶。

　　這個姿勢更進一步讓髖關節完全彎曲，接近傳統蹲式廁所的如廁姿勢，差別在於臀部是有支撐的坐在馬桶上。在一些研究及理論上能夠有最大的腹壓及最放鬆的骨盆肌肉。但缺點是以這個姿勢使用坐式馬桶時需要較複雜的輔助設備，另外許多年紀大或髖關節不好的人不易上下馬桶或是沒有辦法做到這個姿勢。

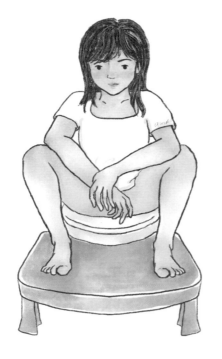
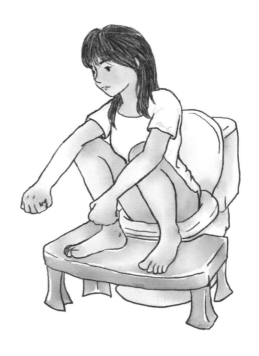

圖3：全蹲踞坐姿

④ 類蹲踞坐姿（圖4）

　　上半身姿勢和「前傾式坐姿」相同，雙腳以小板凳墊高 10 至 20 公分，使髖關節彎曲，墊高後雙膝必須略高於肚臍高度。

　　這個姿勢彌補了「前傾式坐姿」的不足，透過把腳墊高使腳部支撐加強且髖關節彎曲，能夠使骨盆底肌肉更容易放鬆，膀胱出口打開得更好。並且這個姿勢也能夠更近一步增加腹部壓力，但卻不像外「全蹲踞坐姿」需要健全的關節活動度和複雜的輔助設備，在日常生活更容易達成。是筆者最建議的方式！

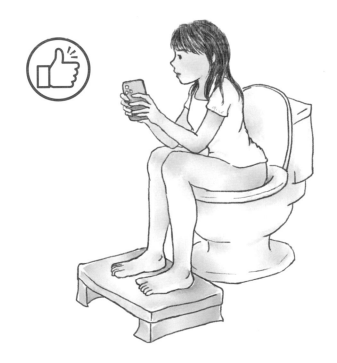

圖 4：類蹲踞坐姿

「有害」的排尿姿勢 – 半蹲姿 （圖 5）

　　許多人因為擔心廁所馬桶座圈的衛生問題，為了避免直接接觸，會以半蹲或蹲踞的姿勢在狹窄且不穩的馬桶墊上。據國外統計，約有 **50~85%** 女性在公共廁所會以這種姿勢如廁。但是與全蹲踞不同，這些姿勢會讓骨盆底肌肉非常緊繃，導致膀胱出口無法打開完全，腹部必須要額外出力才能解尿。研究發現在這個姿勢下解尿，尿流速會減慢 **21%**、殘留尿液多出 **149%**。長此以往，可能會導致骨盆底肌失調，且膀胱因無法順利排空導致長期處於高壓狀態而纖維化。最終造成解尿不順、疼痛、尿液淤積、膀胱容量減少、泌尿道感染等問題。

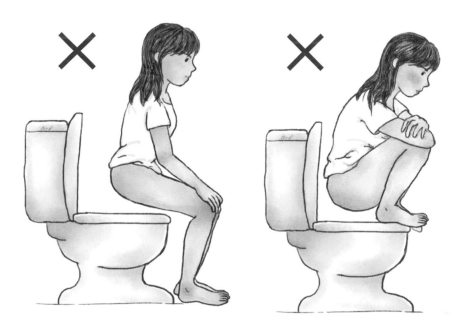

圖 3：全蹲踞坐姿

　　綜合以上分析，筆者認為一般民眾日常生活中的正確排尿姿勢是「前傾式坐姿」。但是如果您有解尿或解便不順的問題，「類蹲踞坐姿」是一個很方便的改善方式；只需要在腳下放個板凳、稍微改變姿勢也許就可以輕鬆改善症狀。當然，如果您被診斷是骨盆底緊繃或者是膀胱無力造成排空不易時，可以嘗試使用全蹲踞坐姿，或許症狀可以進一步得到改善。最需要避免的是不完全的半蹲姿，以免長期下來可能會導致許多排尿機制失調相關疾病。

本章繪圖／張碧恩

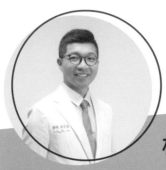

楊旻鑫 醫師

　　中山醫學大學附設醫院泌尿科主治醫師，專長為處理排尿障礙，包括攝護腺肥大、尿失禁、膀胱過動症、神經性膀胱等。曾至歐洲泌尿醫學會進修，於中山醫學大學取得碩士學位。

　　喜歡參與各種排尿障礙研討會，也在台灣尿失禁防治協會中擔任教育委員，負責推廣衛教，讓更多醫師、民眾能夠更加了解排尿問題。

　　排尿問題雖然較不致命，但對於民眾的生活品質、社交生活卻影響甚巨。在行醫的過程中，體會到處理排尿問題和其他疾病有些不同，在治療時除了要改善症狀外也必須了解病人期待，因此多和病人溝通、讓病人了解疾病、共同決定治療方針，才能得到最好的改善及滿意度。歡迎有相關問題的朋友可以來找楊醫師聊聊！

11
排尿日記與排尿訓練

在泌尿科門診中，醫師很熟悉以下的場景：

病人（以下簡稱「病」）：「我很常去尿尿，沒喝什麼水，
但是一直尿。」

醫師（以下簡稱「醫」）：「那是多麼頻繁去尿尿呢？」

病：「有感覺就去，我也不知道多久去一次耶！」

病人女兒：「媽～你是1個小時去1次，還是2個小時1次？」

病：「沒看時鐘啦！感覺半個小時就要去1次。」

醫（OS）：感謝老天終於問出來了……

病：「我還會來不及脫褲子就漏出來了。」

醫：「多常發生呢？」

病：「不知道，沒在記……我晚上也會常需要起來尿尿，我
都睡不好。」

醫：「晚上要起來幾次？」

病：「有的時候 1 次，有的時候 5 次，忘了……」

　　病人常常被排尿異常所困擾，但是卻沒辦法具體形容症狀。醫師們
在門診就是要釐清症狀並且量化，才能為病人做比較及跟其他科別的醫
師溝通。病人的症狀是一整天的，並不是一時的，但醫師又不能隨時陪
在病人旁邊，此時排尿日記就可以記錄病人一整天的情形。

　　排尿日記有豪華版及簡易版。豪華版中有水分攝取量及時間（包含
種類）、尿急感、漏尿、排尿量與時間。豪華版的細項如果要全部完成
真的遙不可及，醫師們也不希望病人因為記錄辛苦就放棄的紀錄。如果
真的能夠達成，相信醫師看到都會很感動，但是如果無法紀錄如此詳細，
做簡易版的排尿日記，對臨床醫師的判斷也是很有幫助的。簡易版的排
尿日記有包含排尿量與時間，加上如果有漏尿的紀錄那就更好了。

　　排尿日記連續做 2 至 3 天整（24 小時）就可以讓臨床醫師與病人
更了解症狀了。目的一樣是鼓勵病人做排尿日記，而不是讓他們更焦慮、
增加負擔。

排尿日記可提供諸多重要資訊

排尿日記中，病人可以得到的資訊：

- 自己確實排尿的頻率及尿量（有時憑著印象敘述，可能不是最接近事實的）
- 如有漏尿的次數
- 如有紀錄水分攝取就可以檢視自己的飲水習慣，是否跟排尿症狀有關聯

排尿日記中，醫師可以得到的資訊：

- 最多排尿量
- 排尿間隔
- 膀胱容量（並非尿動力學中做的強灌水的容量，而是病人在自然狀態下儲存的功能容量）
- 治療前後的比較

排尿日記範例

有了排尿日記，症狀越是清楚，病人和醫師就可以進一步的做膀胱訓練或進一步治療。

以下是病人簡易版排尿日記的範例（圖 1）：

出生日期：56-4-13　　年　齡：53

第一天（10月1日）		第二天（10月2日）	
時間	排尿量	時間	排尿量
00:05	25 cc	00:09	83 cc
01:15	31	00:55	180
6:10	199	1:20	92
7:15	99	6:30	350
8:05	30	7:12	95
9:55	221	8:05	73
10:35	21	8:45	200
11:15	51	9:19	89
12:20	63	10:05	72
13:25	26	10:48	81
14:20	150	11:21	70
15:05	105	12:10	95
15:50	90	13:03	75
16:30	110	13:58	83
17:21	76	14:26	64
18:10	105	15:10	71
18:45	125	15:50	63
19:15	131	16:20	90
20:10	80	17:06	190
20:58	71	17:50	95
21:33	50	18:50	190
22:16	78	19:20	180
22:50	190	20:10	190
23:32	98	20:55	65
		21:27	73
		22:15	71
		23:03	83

圖 1：排尿日記範例

這是一位 53 歲的女性個案，她出現頻尿、夜尿的症狀已有 3 至 5 年之久。她敘述一天要尿超過 20 次，每半個小時到一個半小時就需要去，晚上要起來 3 至 4 次。她並無尿急或漏尿的困擾，但是單單頻尿的症狀，已令她已擾不已。

可以在她的日記裡看到，她膀胱最多可以撐 5 個小時（夜晚），但是只要她一醒來，幾乎每 1 小時就需要解尿。每次的尿量幾乎少於 100cc。就寢後，她需要起身 3 至 4 次。夜晚的尿量也沒有特別多，所以並非屬於夜尿症（夜晚尿量占一整天尿量 >33%）。

　　針對她的症狀使用膀胱過動症的雙重口服藥，雖改善了她的症狀，但卻造成口乾及便秘的藥物副作用。所以為她施行肉毒桿菌膀胱內注射，她的症狀終於得到緩解。夜晚剩下 1 次的夜尿，白天排尿間隔可以 1 至 2 小時。

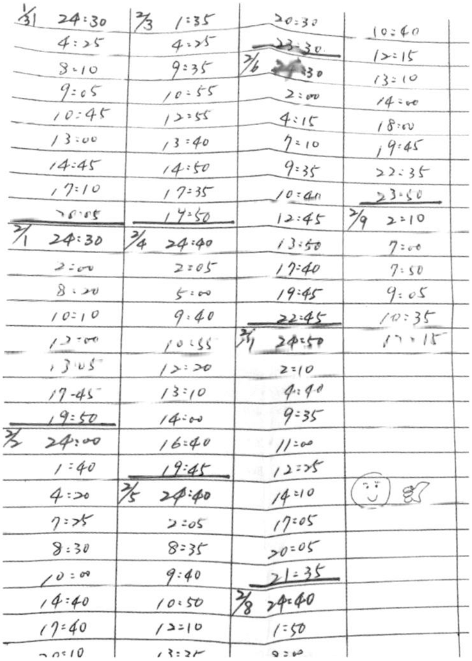

圖 2：排尿日記範例

　　圖 2 是更簡易的版本。這位是膀胱過動症的病人，每次回診都會帶她的簡易日記來，雖然沒有尿量紀錄，但是我們還是可以看到她排尿和夜尿的頻率。

排尿訓練

　　膀胱有儲存跟排空兩個功能，兩者需要並存，才能夠支持健康的人生。膀胱是個很特別的器官，膀胱肌肉是有可塑性的，有些病人的排尿障礙來自於排尿或是生活習慣。醫師問診時需要有耐心，只有在釐清病人的生活習慣與喝水的習慣後，才能夠了解症狀的起因。排尿日記可以讓醫師了解一個病人大概的排尿習慣，接下來才能夠給予相對的衛教、藥物治療、排尿訓練。

　　此時病人有做過膀胱餘尿測試，確定排空是正常的，而且沒有其他內科疾病（如巴金森氏症）和藥物（如利尿劑）的影響。

■ 一般情況下，正常排尿間隔約 2 至 3 小時

■ 一起床就去排空膀胱

■ 睡覺前，將膀胱排空，接受自己已經將膀胱排空。有很多病人怕自己夜晚會起來排尿，在睡前會懷疑自己是否尿乾淨，所以一直去上廁所，有睡前頻尿的症狀。此時心理的壓力造成的頻尿只能從心理層面來治療。

■ 知道自己的排尿間隔，將自己的排尿間隔漸進增加，可先由 5 分鐘開始，慢慢地依照身體的回饋，將間隔拉長到 10 分鐘、15 分鐘、20 分鐘，慢慢的達到病人理想中的排尿間隔。一次的間隔拉長可以維持 5 至 7 天，讓膀胱習慣這樣的頻率後再慢慢增加。

■ 增加自身的膀胱容量：小膀胱是可以訓練的，抑制想尿尿的感覺，

第一次有想尿尿的感受時，可以：

(1) 透過深呼吸，將身體的肌肉放鬆，也將骨盆底肌的肌肉放鬆，讓膀胱的肌肉不再這麼緊繃；

(2) 換一下環境讓自己分心，換個姿勢活動一下，將注意力轉移。

如果成功抑制這一波的排尿感，可以等下一回合，再做一次訓練，當到達間隔的目標後，再去排尿。

如果無法馬上抑制，也不需灰心，肌肉本來就有記憶，絕對不是一兩天就可以改變的。無法抑制就去排尿，可先從抑制 3 分鐘開始，再漸漸增加。

膀胱訓練有可能會需要長達 6 至 12 週才能夠達到理想的排尿習慣，中間可能還需要藥物的幫忙。膀胱訓練可以讓病人在治療當中，更快達到效果，在治療之後膀胱還是可以維持良好的習慣。

肌肉要能夠收縮也需要放鬆。骨盆底肌的訓練也是膀胱訓練的一種。骨盆底肌就像膀胱的地基、膀胱的開關。有些病人會有應力性尿失禁，就是在腹壓用力的時候，例如打噴嚏或咳嗽，就會有漏尿的情形，這時像是開關鬆了，因而比較容易漏尿。

凱格爾運動就是在訓練骨盆底肌的緊度。骨盆底肌要學會放鬆才能夠將尿排空乾淨，可由深呼吸及一些瑜伽動作來訓練。

有利於訓練骨盆底肌的瑜伽動作

1. **深蹲伸展式 Yogi Squat**（圖 3）

   雙腳與肩同寬，腳掌貼著瑜伽墊蹲下，將手肘放在膝蓋內，雙手合十，停留 3 至 5 個呼吸，在慢慢的站起。

2. **快樂嬰兒式 Happy Baby**（圖 4）

   背部貼著瑜伽墊平躺將膝蓋提起，雙手抱住膝蓋，再抓著腳掌的外緣，讓雙腳可以自然張開，左右搖晃身體。

3. **人面獅身式 Sphinx Pose**（圖 5）

   肚子平躺在墊子上，將腳背貼著地面，雙手與肩同寬，手掌貼地將手肘打直將上身撐起，深呼吸將頭慢慢往後仰，停留 3 至 5 個呼吸。

4. **嬰兒式 Child pose**（圖 6）

   臀部坐在腳跟上，將頭放低，胸部貼著大腿，額頭可貼著瑜伽墊，雙臂向前延伸，伸展背部，停留 3 至 5 個呼吸。

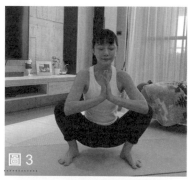
圖 3

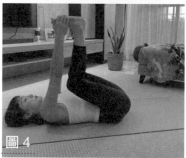
圖 4

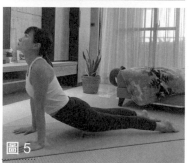
圖 5

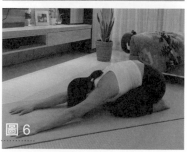
圖 6

動作示範＆照片提供：葉淑惠 Misia 老師

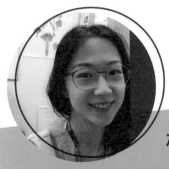

楊佩珊 醫師

　　林口長庚醫院泌尿科醫師。就讀於高雄醫學大學時，就對外科很嚮往，天生喜歡動手做事，著迷於外科可以對病人有立竿見影的幫助之特點。

　　大學五年級的時候很幸運的得以前往哈佛大學麻州總醫院，選科當時抽籤抽到去泌尿科見習，從此對泌尿科產生興趣。實習時到林口長庚醫院並且留下來擔任泌尿科住院醫師。

　　泌尿外科的訓練並不輕鬆，所幸一路都有貴人、恩師的教導。當上主治醫師後，不斷尋找機會精進自己的學術與技術，先到美國范德比大學當臨床研究員，之後再到加拿大多倫多大學當代訓醫師。沒有在看診或開刀的時候，喜歡運動、跑步、煮飯做菜。楊醫師自謙，在她的官方臉書上，幾乎都是她「不務正業」的證據，目的就是跟大家分享她的興趣以及生活的美好。

CHAPTER 5

膀胱過動症

12
總是「尿急」，
我的膀胱怎麼了？

優雅如廁，怎麼那麼難？

美麗插曲一

　　39 歲的 Kelly 是位認真的辦公室小主管，不僅有著亮麗的外表，在工作上的表現更是可圈可點。今天是每周一次要與老闆報告產品業績的時刻，這對早就準備好的 Kelly 來說是小菜一盤，Kelly 如同往常一般拿著咖啡、踩著裸色高跟鞋優雅地進到辦公室，自信地拿著投影片筆開始報告，面對老闆的提問也很精準俐落地應答，但突然間一陣「尿急感」襲來，Kelly 死命的兩腿夾緊避免尿出來，甚至開始原地小碎步轉移急尿感覺，無奈老闆還在侃侃而談，距離會議結束

仍遙遙無期，Kelly 意識到若再不打斷老闆去廁所真的會來不及，情急之下，只好尷尬地在眾目睽睽下提出尿急需求，狼狽地快速離開現場，慌張地來到方圓內最乾淨的廁所，但就在蹲下去的那刻，尿液就漏出來了⋯⋯

此時 Kelly 慶幸自己有墊護墊，原來她早就習慣了這時常會出現的小插曲；不過疲倦的 Kelly 心裡非常明白：過去這些日子，急尿幾乎每天都會上演，不管白天或晚上，總需要時常上廁所。

美麗插曲二

65 歲的簡女士之前是位高中老師，5 年前退休後開始享受人生，夢想是訪遍臺灣山水；簡女士在朋友眼中堪稱是位康樂股長兼導遊，大家都稱她為「簡姐」，常會邀約和她同一期退休的老師們組團包遊覽車一起出去玩。歡樂之餘，簡姐漸漸發現自己開始無法長途的坐車，每到休息站總要趕快下去上廁所，本來簡姐還不以為意，樂觀的她總以幽默的口吻自嘲：她們這群退休人都是上遍臺灣休息站的廁所，還可以幫全臺灣的休息站廁所評分呢；但最近簡姐頻尿與急尿越來越嚴重，甚至有幾次「尿急感」嚴重到需要請司機幫忙找路邊的餐廳讓她趕快下去上廁所，不然就要尿出來了，也因此簡姐開始不敢喝太多水，遊玩時也越來越不盡興⋯⋯

　　親愛的您或您身邊的家人，是否也經歷過類似「急、急、急」的情節呢？這種情況可能是「膀胱過動症」，就讓我們一起來了解。

是活潑還是過動？四大症狀認識「過動的膀胱」

　　什麼是膀胱過動症？首先，我們可以觀察一下自己平時解尿的情形，是否有以下提到的四大症狀：急尿（最核心症狀）、頻尿、夜尿和急迫性尿失禁（圖1）。這幾個症狀看起來似乎很簡單，但有時卻又不容易理解；白話一點，這種突然一陣「急尿」的感覺也可以用「來不及」「尿急感，完全無法再忍耐了」「再下去就要尿出來了」來形容，也因此，我們不難理解為什膀胱過動症會造成病人極大的困擾，因為當急尿感來襲時，就得「急、急、急」地趕快找到廁所，萬一此時又身處在一個自己不熟悉、不知道廁所在何處的環境下，真的就可能漏尿了，此種尷尬的情況就是急尿合併急迫性尿失禁的結果。

　　除此之外，膀胱過動症的患者還有可能合併頻尿，根據國際尿失禁協會對頻尿的定義，所謂的頻尿是指過於頻繁的解尿，且造成生活上的困擾，更具體定義也可以說是每2小時內就想要去解尿；另外，夜尿的定義是指在睡眠時間，因為想小便而需起床解尿，解尿完又會回到床上睡覺，這種「睡覺 ➡ 起床解尿 ➡ 睡覺」的情況為一次夜尿，以此類推，一次夜尿其實就已經造成睡眠中斷，使身體無法好好休息，而在夜尿次數不僅一次的病友身上，長期下來對生活品質都是種嚴重的傷害。

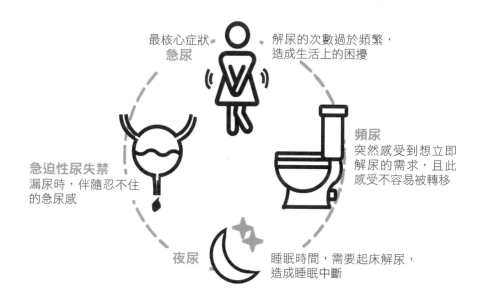

最核心症狀
急尿

解尿的次數過於頻繁，
造成生活上的困擾

頻尿
突然感受到想立即
解尿的需求，且此
感受不容易被轉移

急迫性尿失禁
漏尿時，伴隨忍不住
的急尿感

夜尿

睡眠時間，需要起床解尿，
造成睡眠中斷

圖 1：四大症狀認識「過動的膀胱」

膀胱不是故意過動的！一起來認識真相

　　膀胱是個儲存尿液的空間，就好比是個水庫，當水庫快滿時（膀胱快滿時），水庫的管理員會意識到這件事（急尿感開始出現，大腦開始告訴我們可以去解尿了），因而開始廣播通知下游的車輛要移開、並要求下游周邊的住戶避免前往集水區（我們開始放下手邊工作、並去尋找廁所），當確定所有程序都就定位後（當我們安穩坐在馬桶上），管理員才會按下打開水庫閘門的按鈕讓水庫洩洪（我們才會開始解尿）。

　　每個水庫都有它的容量，正常且有經驗的管理員不會在水庫只有三分滿時，就開始焦急地把準備要洩洪的資訊廣播給下游的民眾，如同正

常的膀胱不會在僅有一點尿液時就撐不住想去解小便了；一般正常的膀胱大約可以裝 400 至 500 毫升的尿液，正常人會在 300 至 400 毫升時感覺到強烈想要去小便的感覺，但膀胱過動症的病友卻不一樣，他們大約在 150 至 250 毫升時就有強烈、非得要去解尿的「尿急感」，這些急尿感並不是他們故意的，而是傳遞膀胱感覺的神經出了問題，導致原本該被抑制的訊息被留下來了，感覺神經因而變得比往常敏感很多，讓病人在一點點尿液時就有非常強烈的感覺；也因此，膀胱過動症的病人很容易合併頻尿，因為他們的膀胱一下子就會主觀的覺得滿了、要去上廁所了；膀胱過動症的病友就像是有個「敏感的膀胱」，嚴重者一天到晚都在跑廁所，頻率多到甚至無法好好的過日常生活；如果您身邊也有這樣的朋友，請別忘了給予這些膀胱過動症患者多一點關懷與理解。

正常的膀胱
尿液約 300~400 毫升
會有強烈想小便的感覺

膀胱過動症
尿液約 150~250 毫升
即有強烈想小便的感覺

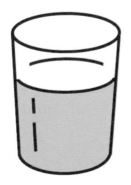 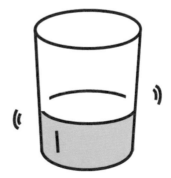

圖 2：兩杯水秒懂「過動的膀胱」

我的膀胱過動嗎？膀胱過動症的自我檢測

　　我們可以藉由「膀胱過動症症狀問卷（自我評估表）」來檢視自身症狀（如下），達到及時診斷之目的。此問卷依據剛剛提到的膀胱過動症「四大症狀」的發生次數來計算分數，簡單來説，若您的「第 3 項：急尿」≧ 2 分且整個問卷總分 ≧ 3 分，就符合膀胱過動症的診斷。除此之外，我們還可以藉由這些症狀的總得分，來判斷膀胱過動症的嚴重程度；若總分為 3~5 分，則為輕度的膀胱過動症，總分 6~11 分則為中等程度的膀胱過動症，倘若總分超過 12 分，則是屬於嚴重型的膀胱過動症。自我檢測問卷讓患者可以先自我檢測這種私密且害羞的問題。快來看看您是否屬於「過動的膀胱」吧。

結語

　　膀胱過動症是個功能上的疾病，它的初期症狀不會讓您馬上聯想到要去就醫，甚至連這算不算一種疾病都會讓您無法確定，但它卻漸漸腐蝕您的健康，慢慢殘害您的生活品質；無論您有無膀胱過動症，請跟我們一起認識這個疾病；不要讓膀胱過動症打亂了我們的生活；擁有好的膀胱，讓您每天的生活都能從容自在，讓我們一起找回那個自信容光煥發的自己！

圖 3：膀胱過動症自我檢測表

最近一周內，我的情況是：	症狀	次數	分數
1 頻尿	白天小便次數	≤7	0
		8-14	1
		≥15	2
2 夜尿	晚上小便次數	0	0
		1	1
		2	2
		≥3	3
3 急尿	急著想小便，此感覺難以延遲	沒發生過	0
		每周 <1	1
		每周 ≥1	2
		每日 =1	3
		每日 2-4	4
		每日 ≥5	5
4 急迫性尿失禁	漏尿時合併急尿來不及的症狀	沒發生過	0
		每周 <1	1
		每周 ≥1	2
		每日 =1	3
		每日 2-4	4
		每日 ≥5	5

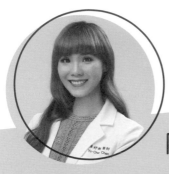

陳妤甄 醫師

　　高雄醫學大學醫學系畢業，高雄醫學大學臨床醫學碩士；現任職於高雄醫學大學附設中和紀念醫院，爲難得的泌尿科女主治醫師；陳醫師曾至歐洲泌尿醫學會進修，目前更攻讀高醫臨床醫學博士學位，致力於研究排尿功能障礙與婦女泌尿疾病，發表多篇國際論文並獲獎，種種傑出表現讓她獲選爲高雄市優秀青年；陳醫師平時喜歡解決女人與小孩的泌尿疾病，更喜歡與病友們一起討論與分享生活的美好。

　　由於工作領域的緣故，陳醫師特別想對女性朋友說：「從女孩蛻變到女人，我們容光煥發、散發女人魅力，但終有一天會和『婦女泌尿疾病』悄悄相遇；如果妳已經遇到了，請跟我們一起面對；如果妳還在路上，請跟我們一起認識；希望每個女人都可以多愛自己一點，爲自身的健康多出一份力，活出女人應有的的精采與自信！親愛的朋友，我們永遠要相信：面對疾病無所畏懼的妳，非常美麗！」

　　陳醫師經營的部落格「陳妤甄醫師：泌尿女醫，尋泌美麗」，將會持續介紹婦女泌尿疾病，守護大家的健康！

13
加重膀胱過動症之因子

　　雙腳夾緊、坐立難安加上滿頭大汗，這樣的恐慌經驗想必讀者們或多或少有經歷過，尤其年紀大一點的必定點頭如搗蒜，這樣不舒服的感覺一定終身難忘也不想經常體驗到，這種感覺就是「尿急」。

膀胱似乎快要爆炸的尿急感

天氣冷颼颼，膀胱凍未條

　　20多歲的李小姐從事服飾店的銷售工作，大概2個小時左右就要去上1次廁所，雖然偶爾有尿急的感覺，但不會漏尿，她猜想是自己愛喝飲料、咖啡的關係，因此並沒有把它放在心上。直到前陣子天氣轉涼，大陸冷氣團發威，氣溫直直降，天氣冷颼颼，她發現自己愈來愈頻尿，常常1個小

時不到就要跑 1 次廁所，甚至開始出現尿急情況，差點來不及跑到廁所就覺得尿液要「滴」出來了，晚上也需要起床跑 3 次廁所，影響睡眠品質甚至白天的工作表現，讓她苦不堪言，工作時也提心吊膽，不知道尿意什麼時候又要找上她，同時擔心同事認為她藉著上廁所的名義偷偷打混，就算口渴也不太敢喝水。後來經由同事介紹到泌尿科門診就醫，才發現自己原來是「膀胱過動症」，經由醫師衛教與藥物治療，才控制住令人困擾的症狀，重拾工作動力。

咖啡提神，膀胱也提神？

40 幾歲的張大哥駕駛長途貨車多年，一趟路程往往需要 4、5 個小時，年紀輕一點時精神體力都不錯，不需要提神飲料也可以不休息跑完一趟，但體力下滑後，往往需要咖啡的助陣才有辦法完成一趟路途。問題來了，之前不用休息也可以一路到底，但現在卻 1 個小時就一定要去上個廁所，否則感覺膀胱都要爆炸了，尿急的感覺實在是不舒服，一定要解放完才會緩解下腹部的不適感，偏偏一泡尿又沒有很多，這樣一趟路程下來常常多花了 1 個多小時，麻煩的是還往往擔心一時找不到廁所要如何是好，還一度考慮要「包尿布」了。後來也經由同事建議到泌尿科門診就醫，排除了攝護腺、尿路結石等問題，透過膀胱過動症的藥物治療及生活

習慣的調整，終於又恢復年輕時的「凍頭」，不再需要擔心下一間廁所在哪裡。

以上兩個案例其實在你我日常生活周遭其實並不少見，但卻讓患者的生活品質大大受到影響。

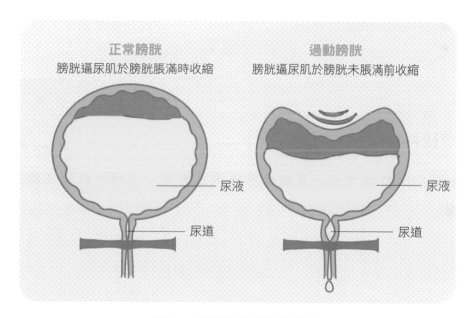

正常膀胱　　　　　　　　　**過動膀胱**
膀胱逼尿肌於膀胱脹滿時收縮　　膀胱逼尿肌於膀胱未脹滿前收縮

尿液　　　　　　　　　　　　尿液

尿道　　　　　　　　　　　　尿道

圖 1：正常膀胱與過動膀胱

從上面提到的案例可以發現一些端倪，除了一些潛在疾病以外，氣溫以及飲食也會影響到膀胱的「感覺」。

根據臺灣健保資料庫的研究，氣溫和膀胱過動症的發生有相關性：冬季氣溫愈低，膀胱過動症的發生率也愈高，因為身體感受到低溫時，會經由神經傳導使膀胱變得較平時更為敏感，甚至產生不自主的收縮，

使原本就有尿急、頻尿（整天跑廁所超過 8 次）、夜尿（晚上睡覺時起床小便 1 次以上）等症狀更加劇，嚴重者甚至產生來不及跑廁所就尿溼褲子的情形，也就是急迫性尿失禁的狀況。

　　生活和飲食習慣也與膀胱過動症息息相關，如果沒有劇烈的活動或流汗，短時間內大量的水分或液體攝取，比較容易會產生頻尿的情形，一般建議「少量多喝」為原則，再視活動量，或流汗多寡調整。咖啡或者含咖啡因的飲料、茶葉、酒精、含糖飲料、柑橘類水果與柑橘類飲料、人工甜味劑與辛辣的食物，這些也會加重尿急或頻尿的現象。此外香菸當中的各式化學物質也可會加劇這些排尿症狀。

　　膀胱過動症的成因大部分不明，可能與老化、糖尿病、中風、巴金森氏症、多發性硬化症、脊髓損傷、攝護腺肥大等相關，氣溫降低則會加重症狀的嚴重程度。值得注意的是在下診斷之前，細心專業的醫師會再逐一地排除其他問題如泌尿道感染、膀胱腫瘤、膀胱結石、膀胱異物、骨盆腔器官脫垂等狀況，才可以做出膀胱過動症的診斷。

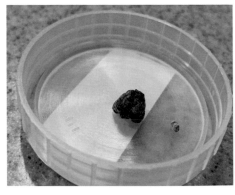
圖 2：取出之膀胱結石

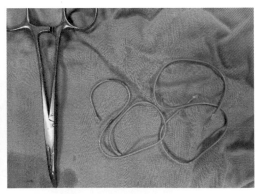
圖 3：移除之膀胱異物

　　相較於小便無力、解尿斷斷續續等排尿期等症狀，膀胱過動症的儲
尿期症狀對生活品質的影響更大，患者常需時時刻刻尋覓廁所的蹤跡，
影響專注力，甚或不敢搭車出遊，拒絕需搭乘長途交通工具的旅行，因
為無法承受那股莫名的壓力。膀胱過動症的症狀或許無法根治，但可以
控制。日常生活上，可以養成睡前 1 至 2 個小時就停止飲水、睡前及出
門前不論有無尿意都上廁所的習慣，也可以在醫師指導下，逐步增加憋
尿時間，做膀胱訓練，養成固定排尿的間隔時間。飲食上應避免咖啡、
茶、可樂、酒精，以及刺激性食物的攝取。多攝取纖維並保持運動，養
成規律的排便習慣，因為便秘也與排尿症狀有關。

膀胱過動症一點都不少見

　　如果膀胱僅儲存了少量尿液就開始傳遞排尿訊號，因而產生尿意和
不正常地收縮，就稱為膀胱過動。膀胱過動症流行病學方面，針對大於
40 歲的民眾做電訪或面談，發現膀胱過動症的整體盛行率約 16.6%，
甚至有國外的報告盛行率高達 3 成至 4 成，也就是相當於 10 位民眾中
就有 3 位可能有膀胱過動症。如此高的盛行率也僅次於更為常見的過敏
性鼻炎及關節炎而已。

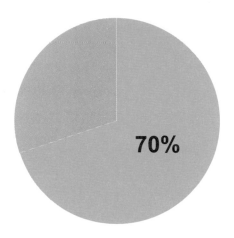

70%

圖 4：膀胱過動症盛行率

Reference: Coyne, K.S., et al. The prevalence of lower urinary tract symptoms (LUTS) in the USA, the UK and Sweden: results from the Epidemiology of LUTS (EpiLUTS) study. BJU Int, 2009. 104: 352.

當中男性是 10.8%，女性是 12.8%，女性患者較男性為多，而且會隨著年紀的上升而比率越高。其中 6% 合併有急迫性尿失禁。在亞洲的盛行率大約是 20.8%，其中臺灣 15.8%，中國 23.9%，南韓 19.7%。儘管有將近 7 成的患者對症狀感到困擾，不過只有大約 1 成的人會因為這些症狀尋求醫師的協助。究其原因，或許是大眾對此疾病的認識不足，認為不需要治療，或者無法改善，不知該尋求什麼科別就醫等因素。

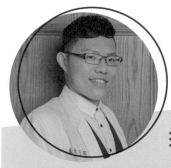

李彥羲 醫師

　　高雄人，1985 年出生，於高雄成長、就學，高雄醫學大學醫學系畢業後，於義大醫院完成泌尿科訓練，同年於義大醫療體系升任泌尿科主治醫師，現任岡山光雄長安醫院泌尿科主治醫師，台灣泌尿科醫學會及歐洲泌尿科醫學會會員。

　　專長於男性攝護腺肥大、排尿障礙、男性性功能障礙、尿路結石、內視鏡微創雷射手術、微創結紮及包皮環切、包皮槍手術等。

14

藥物治療及保守治療

膀胱過動症所帶來的急尿感甚至憋不住導致漏尿，是患者最大的困擾。為了讓患者能夠脫離隨時處在需要找廁所、甚至因此無法出遠門或需要使用尿布的窘境，在本章節將會介紹其治療方式。

治療第一步：認識疾病、制定目標

不論是在歐洲、美國以及臺灣針對膀胱過動症的治療指引，都指出讓患者了解疾病是最重要的第一步。使用膀胱過動症評估量表（表 1）是很重要的工具，不僅可以讓患者了解這個疾病會帶來哪些症狀，更能夠精準的知道每個症狀在不同患者身上的嚴重程度為何，該從哪個方向著手改善。並讓患者充分了解到膀胱過動症會讓患者在僅有少量尿液時就發出急尿的訊號（筆者都會跟患者用「狼來了」的寓言來比喻，膀胱

還沒真的裝滿尿液就騙你説你該去上廁所了），而該如和克服這個難關就要靠醫師與患者的共同努力。

表 1：膀胱過動症症狀評量表（Overactive Bladder Symptoms Score, OABSS）

	症狀	頻率	得分
急尿症狀	**急尿感受** 突然想小便且無法忍受 必須立即解尿的感覺	無	0
		每周 <1	1
		每周 ≥1	2
		每日 =1	3
		每日 2-4	4
		每口 ≥5	5
	急迫性尿失禁 在上述急尿感產生時， 因無法忍受導致漏尿	無	0
		每周 <1	1
		每周 ≥1	2
		每日 =1	3
		每日 2-4	4
		每日 ≥5	5
頻尿症狀	**白天頻尿** 在白天醒著活動時需要 去解小便的次數	≤7	0
		8-14	1
		≥15	2
	夜間頻尿 在夜間入睡後需要起床 去解小便的次數	0	0
		1	1
		2	2
		≥3	3

此評量表可將症狀程度分級，其中在急尿感受部分至少需 2 分以上且整體大於 3 分才能整段為膀胱過動症。輕度：3-5；中度：6-11；重度：12-20

加總

病人對膀胱狀況之感受：請問您的膀胱症狀對你的困擾程度為何？

不困擾 ▶ 一點點 ▶ 有一些 ▶ 蠻困擾 ▶ 相當困擾 ▶ 非常嚴重

　　在了解疾病之後，就是要與患者共同制定治療目標。因為每個人的生活型態不同，受疾病困擾的程度不同，因此所需要的治療方針也就不同。有些人可能頻尿非常嚴重，但是因為已經退休在家，上廁所也方便，所以不想要吃藥治療；但也有人症狀雖然輕微，但因為工作需求（筆者最常遇到的是大貨車或是計程車司機），就算症狀並沒有非常嚴重但卻強烈想要積極治療。所以花時間了解患者的需求以及期待，是治療成功的重要一環。

　　在了解疾病與治療目標之後，醫師將會制定階梯式的治療方針（圖1），讓患者一步一步擺脫膀胱過動症的困擾。階梯式的治療是指從最基礎的行為治療（以及保守治療），再根據治療結果或患者期待加上藥物治療，若是治療效果仍然不彰，最後再考慮進行較具侵入性的治療方式。

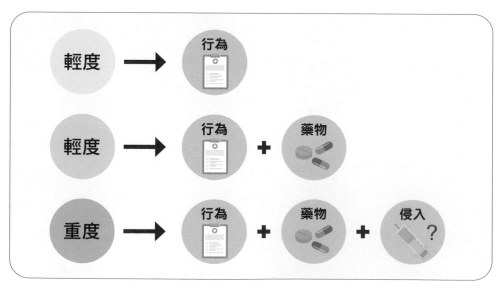

圖 1：膀胱過動症的階梯式治療

行為治療：調整生活型態，重中之重

在所有的治療當中，最重要的就是行為治療，不論疾病嚴重度，在經過行為治療後都會有不同程度的改善。行為治療是整個治療的核心，包括生活飲食改變、減重、排尿訓練、骨盆底肌群訓練及定時排尿。

 ### 飲食改變

避免接觸刺激性食物，如：酒類、汽水、咖啡及辛辣食物等，另外也要避免高糖分的精緻食物，如：蜂蜜、巧克力、糖漿等，因為過胖也會加劇膀胱過動症的症狀；因此，若是本身已經有過重問題的患者，適度的運動以及減重也能減低症狀。

 ### 排尿訓練

是在急尿感產生時，先評估是否是「狼來了」的假訊號，如果距離上次排尿才經過數 10 分鐘，若不是大量飲水情況，膀胱應該沒有太多尿液，可以先嘗試忍耐（看電視、用手機等分散注意力），久了就能改變生理時鐘以及調整排尿的習慣。很多患者常有疑惑：「不是常常看到網路文章說不要憋尿，醫生卻要我憋尿，這樣對嗎？」這就要回歸到前面的了解疾病，排尿訓練並非要患者在膀胱滿溢時強忍憋尿，這樣的確會對身體造成負面影響；我們要做的是評估膀胱是否是單純發出假訊號，

如果是假訊號，就嘗試忍耐，如果評估膀胱應該已經裝滿尿液或是真的無法忍受，則當然要趕緊去將膀胱排空。

 骨盆底肌群訓練（又稱凱格爾氏運動）

　　這個運動的核心是讓骨盆底的肌群收縮並達到加強禁尿功能，正確做法是吐氣提肛（會陰），而不是吸氣縮腹、提臀；然而此運動較為私密，患者透過在網路上看影片自學，效果往往不彰，為了做出正確的姿勢以及達到良好的療效，建議由專業合格的物理治療師指導，或輔以生物回饋訓練，讓患者能更加確認肌群的訓練效果。生物回饋儀器可以幫助患者在運動的過程中了解目標肌肉是否有正確的收縮以及放鬆，讓訓練更加精準。

 定時排尿

　　可以避免急尿感產生時不自主漏尿（急迫性尿失禁），患者可以透過排尿日誌來了解自己排尿的狀態，在尚未有急尿感產生之前先去將膀胱排空。然而這樣的做法比較消極，僅能讓患者避免急迫性尿失禁，但對於生活的不便卻無法改善。

藥物治療：輔助工具

在藥物治療方面，主流口服藥物有兩大分類：一類是已經有數十年歷史的抗膽鹼藥物（antimuscarinic agents），另一類是較晚才問世的乙型腎上腺受體促進劑（β3 adrenergic receptor agonists）。隨著時代的進步，大部分的藥物都已經研發出長效劑型或緩釋錠，讓患者只需要一天服用一次即可達到穩定的療效。對於想要積極控制膀胱過動症、或是對於單純行為治療時療效不佳的患者有極大的幫助。

1 抗膽鹼藥物

目前市面上主要幾家大藥廠都有不同的劑型（Tolterodin、Solifenacin、Oxybutynin 等），其主要的功能是藥物與膀胱肌肉上的膽鹼接受體結合，阻斷膀胱逼尿肌的收縮作用，進而提高膀胱容量、減少不自主逼尿肌收縮，讓患者的尿急感和頻尿能夠降低。雖然藥物大多有研發針對膀胱的膽鹼亞型接受體，由於這個藥物會作用於全身的副交感神經，因此會產生諸如口乾、便秘、尿滯留等副作用，且長時間使用於年長患者也必須注意認知功能障礙的情形。另外還必須注意，「隅角閉鎖性青光眼」的患者是不能使用此類藥物的，而有些患者有殘尿過多或之前有尿滯留的病史以及肝腎功能不佳的患者，也須特別謹慎使用。

乙型腎上腺受體促進劑

　　這類新藥物的發明為原本許多因副作用而無法繼續使用抗膽鹼藥物的患者帶來了新的希望，目前此機轉藥物僅有 Mirabegron 是在治療指引上被採用的。前陣子討論度極高的萊克多巴胺（Ractopamine）也是此種藥理機轉，但大家別擔心，乙型腎上腺受體有許多亞型，此藥物為乙三型促進劑，與瘦肉精是不同的接受體。此藥物作用於膀胱可以放鬆膀胱的平滑肌，減少不正常的收縮，進而降低尿液未儲滿卻產生收縮的急尿感。此類藥物常見的副作用是高血壓以及頭痛，但影響較抗膽鹼藥物輕微，患者較不易因為副作用而中斷治療；不過若是患者有未控制的高血壓時不可使用此藥物。

進階治療

　　一般而言，藥物治療再搭配行為治療可以治療大部分的患者；然而，在藥物療效不佳時我們可以考慮進階治療（圖 2）：

1. **延長治療時間**：有先患者只吃 1、2 周覺得改善不大，這時可以再讓患者繼續治療到 1 至 3 個月觀察藥效；

2. **加強劑量**：一般來説都會先從起始低劑量開始治療，如果沒有明顯副作用但是效果有限時，可以考慮加強劑量使用；

3. **合併使用**：可以將抗膽鹼藥物以及乙型腎上腺受體促進劑兩種藥物合併使用，這樣或許能達到更好的治療效果。

若真的無法以藥物達到滿意的效果，下一步就要使用更侵入性的治療方式，如：膀胱內肉毒桿菌素注射、經皮脛骨神經調節電刺激等。

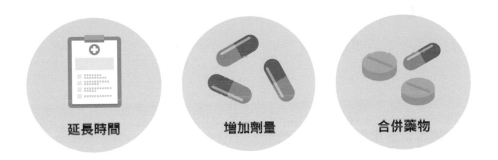

延長時間　　　　　增加劑量　　　　　合併藥物

圖 2：膀胱過動症藥物療效不彰時的進階治療

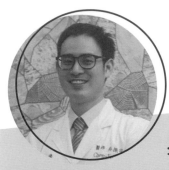

吳振宇 醫師

　　泌尿專科醫師，專長爲微創手術，曾多次獲得台灣泌尿科醫學會的示範影片優勝。曾赴美國密西根大學進修手術品質改善相關計畫，回國後加入臺灣上尿路泌尿上皮癌資料庫，一同推動臺灣的研究讓國際看到。

　　吳醫師了解現今臺灣的健保制度，導致患者無法在診間得到完整的醫療資訊，因此在忙碌的臨床工作以及研究之餘經營粉專以及部落格「吳振宇醫師 × 泌尿科園地」，致力於用簡易的圖文消弭醫病之間溝通的隔閡，爲不同疾病的患者以精準醫療的精神推薦最適當的治療方式。

　　現任職於義大醫療體系，擔任泌尿科病房主任以及癌症團隊召集人。專精於達文西機械手臂、腹腔鏡微創手術、軟式輸尿管鏡、攝護腺雷射剜除以及排尿功能障礙。

15
藥物無效之膀胱過動症治療

如同以下的對話在每一次的門診中總會出現個幾次。

「醫生啊，我最近實在是有夠頻尿，一個晚上 5、6 次，白天不到 30 分鐘就要跑廁所，一天超過 20 次，該怎麼辦好？」

「醫師啊，我最近每天聽到流水聲音或是手碰到冷水就尿在褲子裡了，這個需要手術嗎？」

「醫生，最近實在是尿急到不行，常常憋不住要漏在褲子裡了，該怎麼辦好？」

儘管頻尿的原因百百種，但其中有一大宗的病人，除了頻尿與急尿的症狀為主與合併可能有漏尿的情況，就沒有其他包括解尿疼痛或下腹痠脹的情況，若您的情況是如此，那很不幸的非常有可能是開啟了「膀胱過動症」這個疾病症候群的先端。

　　膀胱過動症其實是對於這類症狀（包含急尿的感覺與可能合併頻尿，也就是一天解尿超過 8 次）並且排除其他病因性的問題而訂定的症狀複合名詞，對於有膀胱過動症的病患來說，無止盡的尋找廁所幾乎是生活日常，若您也有急尿與頻尿的症狀，建議需要至醫院層級的泌尿科門診就診，盡快接受檢查與評估及早確定是否為膀胱過動症的族群，才能夠減少不必要的藥物治療。

膀胱過動症之治療準則

第一線 生活型態的改變
膀胱訓練，正確喝水習慣，
避免含咖啡因飲品

第二線 藥物治療
抗膽鹼藥物 (anticholinergic agents)
β-3 腎上腺接受體作用劑 (β-3 agonist)

第三線 膀胱內肉毒桿菌注射
可以使得膀胱內壓降低，膀胱容量增大，
減少尿急感，降低尿失禁次數

第四線 薦神經療法
刺激薦神經來調節與排尿相關的膀胱、括約肌和骨盆底肌肉群的神經反射，使異常的神經反射重新達到平衡

圖 1：膀胱過動症之治療準則

　　經過各項檢測確立了可能是膀胱過動症的問題後，才能做出正確的治療選擇，避免無謂的治療。美國泌尿科醫學會（American Urological Association, AUA）與泌尿動力學、女性盆腔醫學和泌尿生殖器重建醫學會（Society of Urodynamics, Female Pelvic Medicine & Urogenital Reconstruction, SUFU）兩大學會共同制定的治療指引是目前的主流治療指引，根據該指引，若是藥物出現不合宜的副作用不適合使用，或是藥物的效果不彰（在多線藥物併行的條件之下），則根據治療指引施行的第二線治療便是膀胱內肉毒桿菌毒素注射（圖 2），由於大部分的人對於肉毒桿菌毒素有些陌生或是僅認知在這是醫美的一個自費手段，因此本文會將重點放在肉毒桿菌毒素於膀胱過動症的治療細節與療效的深入探討。

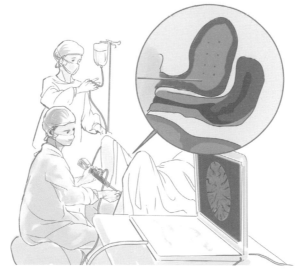

圖 2：膀胱內肉毒桿菌毒素注射

目前已經發展使用硬式與軟式膀胱鏡的膀胱內肉毒桿菌注射，注射 10 至 30 點（端看醫師的習慣與安排），可能為 100 單位或 200 單位的肉毒桿菌毒素，達到治療的療效。

膀胱內肉毒桿菌毒素注射

肉毒桿菌毒素為一種神經毒素，其中分為目前已知的 8 種血清型外毒素，最常見的是 A 型與 B 型肉毒桿菌毒素，目前醫療所見使用最頻繁的 A 型肉毒桿菌毒素，也是效力最強的肉毒桿菌毒素。肉毒桿菌毒素的組成，包括 50 千道爾頓（一種分子量的單位）的輕鏈蛋白，及 100 千道爾頓的重鏈蛋白，其作用為抑制神經末端所釋放的神經傳導物質，從而達到抑制神經傳導的效果。作用機轉包括：與突觸小泡蛋白（synaptic vesicle protein）SV2 接合，從而透過內吞作用進入神經細胞，並且在進入細胞後將二硫鍵（disulphide bond）之鍵結打斷，接著釋放出真正有影響力的輕鏈蛋白，並與 SNAP-25 蛋白接合，而抵達神經突觸並抑制胞吐作用，進而抑制一切神經傳導物質的釋放，因此受到肉毒桿菌毒素注射的神經肌肉接合處（neuromuscular junction）就因為其 alpha 運動神經元的傳遞被抑制，造成橫紋肌無力，而癱瘓肌肉收縮功能，此癱瘓效果在注射後的第 4 至 7 日達到高峰，而效果通常能持續 8 至 12 周。

注射後的神經並不會因此被去神經化或造成神經細胞的死亡，但是這種抑制神經傳導物質釋放的效果也無解藥可以逆轉，直到神經重新因為神經末梢發芽（sprouting of nerve terminals）並形成新的突觸，才能完全改善以上的情況。除了主要針對肌肉神經接合處的作用，肉毒桿菌毒素也會作用在釋放乙醯膽鹼的自主神經節、節後副交感神經末梢、以及節後交感神經末梢，而其作用機轉與前述作用在肌肉神經接合處相

同，均為抑制神經突觸釋放乙醯膽鹼等神經傳導物質的胞吐作用，因此類似平滑肌的收縮異常（如：賁門失弛緩症）的治療也可以透過注射肉毒桿菌毒素達到效果，又如異常交感或副交感神經反應的腺體異常作用（如：多汗症），也可以使用肉毒桿菌毒素注射達到一定的反應。

近年來的分子生物學研究此類疾病的患者，發現與泌尿上皮組織所分泌的神經傳導物質包括乙醯膽鹼（acetylcholine）、三磷酸腺苷（adenosine triphosphate）、神經胜肽 P 物質（neuropeptides substance P）以及其他神經傳導受器的大量表現有非常大的關係，也因為這些近年來的發現，更加確立了肉毒桿菌毒素膀胱內注射在治療逼尿肌過動的膀胱過動症族群病人的角色。

針對使用毒蕈鹼拮抗劑（antimuscarinics）藥物治療無效的膀胱過動症族群患者使用肉毒桿菌毒素膀胱內注射治療，在過去各種大型的臨床試驗均已經證實了其治療效果：無論在神經性逼尿肌過動症（Neurogenic detrusor overactivity, NDO）及自發性逼尿肌過動症（Idiopathic detrusor overactivity）的族群均有其治療效果，且能夠改善生活品質，針對急尿性尿失禁更是能有效減少每天 3.88 次急尿性尿失禁，然而也因為膀胱內注射肉毒桿菌毒素也會影響到逼尿肌收縮的神經傳導，進而造成可能會增加解尿後的餘尿量接近 9 倍，因此這也是臨床醫師在這類治療病人術後需要積極監測的項目之一。有一部分的病人甚至在治療後的恢復期可能會因為解尿後的餘尿量上升，需要一段時間自我單次導尿，但大多是暫時性的過渡期症狀。

　　針對膀胱內注射肉毒桿菌治療在逼尿肌過動症的族群患者，注射的劑量一直是大家探討的重點，過去至今針對自發性逼尿肌過動症（Idiopathic detrusor overactivity）族群的各種研究，從 100 單位到 500 單位都有各種臨床試驗嘗試，近年來逐漸已下降注射劑量達到減少發生需要自我單次導尿的機率為主要目標，因此近年來大部分臨床上都是以注射 100 單位或至多 150 單位為主要的治療選項，目前的研究證實以這個劑量注射可以達到 55~88% 的滿意程度，且改善約 73.3% 的急尿性尿失禁，注射後的效果甚至可以維持約 5 至 6 個月，對於口服藥物無效又合併急尿性尿失禁的膀胱過動症病患，肉毒桿菌注射真的是一大福音。

　　近年來的研究也發現即便是沒有逼尿肌過動表現的膀胱過動症族群患者，使用 100 單位的肉毒桿菌毒素膀胱內注射也會有大約 7 至 8 成滿意的治療效果。針對神經性逼尿肌過動症（Neurogenic detrusor overactivity, NDO）族群的各種研究，則略與前者不同，發現 200 單位至 300 單位的注射有較佳的治療效果，成效比例與前述差不多，成為目前此類族群的治療劑量。

　　針對膀胱內注射肉毒桿菌毒素的尿路動力學反應、膀胱容量以及解尿後殘尿量大概在注射後 1 周會上升，注射後 1 個月左右抵達最高量（也就是最容易發生解尿困難的時期），之後便逐漸下降與改善解尿後殘尿量，儘管大約 10% 的病患在過渡期需要自我單次導尿，然而大多數接受的患者經歷這些時期，仍然寧願需要較用力解尿或甚至自我單次

導尿，也不願意經常性的發生急尿性尿失禁，顯示這樣的效果依然是患者可接受的。目前針對使用口服藥物效果不彰或療效無法接受的病患族群，肉毒桿菌膀胱內注射無疑開啟了一個有效又安全的治療選項與全新的治療篇章。

脛骨周圍神經刺激

另外同樣是列於治療指引中的第三線治療（但未於上圖 1 中顯示者）還有脛骨周圍神經刺激（Peripheral Tibial Nerve Stimulation, PTNS），其做法包括使用貼片（參考圖 3 右上）與使用插針（參考圖 3 右下）的作法，目前實證醫學仍以類似針灸的插針模式電刺激有較佳的效果，根據多篇包含有安慰組別的研究顯示，執行每周 1 至 3 次，每次 30 分鐘至 1 個小時，持續 8 至 12 周的電刺激治療，大概有 5 成的人可以因此獲得改善，甚至有 3 成的人可以顯著改善到減少藥物的使用，急尿性漏尿甚至可以減少 1 天到 2 至 3 次，急尿的感受度也可以減少超過 5 成，夜尿次數可以減少 1 次，然而脛骨周圍神經刺激需要較為頻繁的療程，且並非每間醫院均有此治療選項，仍然需要病患與醫師討論之後才能施行。目前在新店耕莘醫院有施行此治療方式的病患有超過 5 成對於療效感到滿意，並且反映排尿症狀獲得改善。

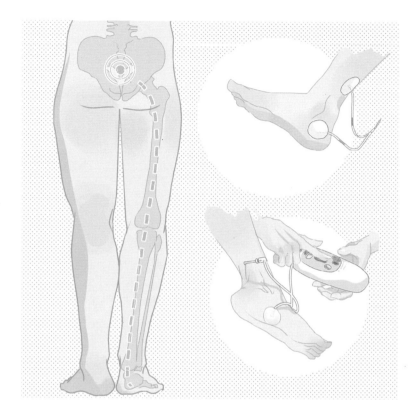

圖 3：脛骨周圍神經刺激
....
圖左為顯示脛骨周圍神經刺激之原理機轉，為透過電刺激訊號使骨盆腔神經元可以減少異常放電，圖右上為貼片之神經刺激模式，圖右下為使用插針之神經刺激模式。

　　若是仍然沒有效而病患願意接受更具侵入性的手術，則有同屬於電刺激類型的治療選項：骶神經調節的骶神經刺激（Sacral Nerve Stimulation, SNS）（參考圖 4），透過植入式電刺激器來治療排尿障礙，

其方法是在 S3 神經根,即骶孔(Sacral foramen)放入電極刺激片,在下腹部放入電刺激訊號發送機,並透過連接電線傳導電流。

此手術一般執行分為兩階段,第一階段為刺激電極與導線的置入,並安裝上體外的訊號刺激,觀察是否實際有臨床症狀的改善,待數周後再進行第二階段的電刺激訊號機置入手術與電刺激片相連通;然而因為此電極片、導引電線、和發訊機的價錢均高,臺灣可接受的民眾比例相對低許多。一般而言,適應症包括頑固性頻尿急尿、尿道膀胱不穩定、尿滯留、骨盆腔疼痛如間質性膀胱炎、尿道症候群,或攝護腺痛等毛病,而經標準方式治療後仍無改善者。

耕莘醫院曾經完成兩例的骶神經調節的骶神經刺激手術病患,但也僅有一名病患進行到最終階段的電刺激訊號發訊機的置入手術。根據歐美較大型的研究顯示,最終接受骶神經調節的骶神經刺激手術的病人,大多有 6 至 8 成的改善比例,比較特別的是除了嚴重的急尿性尿失禁之外(較嚴重的膀胱過動症),膀胱收縮功能低下的病人執行骶神經調節的骶神經刺激也可能可以獲得改善,以國外的研究顯示此治療方式甚至會相較於脛骨周圍神經刺激要來得有效且花費較低(長期追蹤國外的結果),且部分長期追蹤甚至顯示此手術完成後 4 年的追蹤對於這些反覆性且藥物控制效果差得膀胱過動症病人仍然有非常不錯的效果,然而由於此技術在臺灣仍未普及,目前臺灣施行個案數仍然屈指可數,我們也期待在未來可以在臺灣更廣泛發展的第三線治療之一。

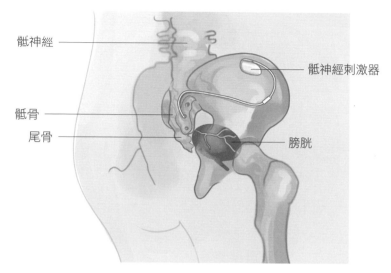

骶神經

骶神經刺激器

骶骨

尾骨

膀胱

圖 4：骶神經調節的骶神經刺激

透過穿過 S2 或 S3 孔洞置放電擊刺激片，使用一定頻率的電流刺激 S3 神經根，是目前第三線的治療中較具有侵入性的。

　　最後，若是連上述方式都仍無法緩解症狀而生活品質實在無法忍受者，國際的治療指引尚有膀胱切除或是膀胱使用腸道縫合進行的增大膀胱成形術（Augmentation Cystoplasty），這是最後一線的治療選項。唯筆者至今仍未碰到如此嚴重的病人，多數病人在前面三線或第四種治療類別就能獲得非常不錯的治療成效了。

　　膀胱過動症並不會要人命，但是要是解決了問題，對於生活品質、睡眠品質、心理與精神壓力都有非常大的改善，若是希望能對症下藥減少不必要的藥物，還是需要尋找專精於尿路動力學的泌尿科醫師專家，接受正統的檢測與評估後進行合宜的治療，才會有好的治療成效，否則使用錯誤的傳統偏方或錯誤的治療方式可能傷財、費神、費時、更傷身！

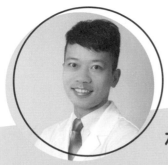

林佑樺 醫師

　　帶著黝黑的皮膚與靦腆燦爛的笑容，南臺灣出生的林佑樺不僅僅想成為一般的泌尿科醫師，而是立志成為一位全能與卓越的泌尿科醫師。

　　林佑樺醫師目前任職於新北市新店耕莘醫院泌尿外科擔任主治醫師，過去畢業於國立臺灣大學醫學系，在臺大醫院與新店耕莘醫院共同完成泌尿科的住院醫師訓練，並且有輔仁大學化學所博士候選人資格，在住院醫師時期便曾參與日本與歐洲各國的泌尿科醫學會，且均有多次口頭報告的經驗，多次獲得各種獎項殊榮，更在研修醫師階段遠赴美國克里夫蘭至當時美國泌尿科第一名的 ClevelandClinics 進修腎臟移植與微創腹腔鏡及達文西機械手臂輔助泌尿癌症領域；在成為主治醫師之後的生涯更是全方面發展，同時在全泌尿腫瘤領域、結石領域、攝護腺、男女性的尿路動力學領域（包含婦女泌尿）、移植領域、小兒泌尿、各尿路的重建領域、及男性學與不孕症的研究均各有深入研究與臨床給予病患滿意的處置，除了開展至今已突破 300 台的軟式輸尿管鏡手術之外，在攝護腺剜除手術也非常有信心讓病人開心出院，婦女泌尿的尿失禁手術至今也未有病人對於手術後的成效不滿意。

　　「視病猶親」是林佑樺醫師面對病人的首要原則，即便至今仍將每個病人視同自己的親人，設身處地替病人著想希冀病人能盡快獲得病況解決。也唯有「全心、全人、全能」才能夠給予病患最佳的照護，解決病人的困擾。

夜尿

16
擺脫夜尿，擁有一夜好眠！

　　「滋～～」陳先生躡手躡腳的打開電燈，藉由微弱的燈光走向廁所，這已經是他今夜第 4 次重複一樣的動作，因為陳太太非常淺眠，陳先生怕驚醒枕邊人，熟練而輕巧的完成小解，再度躺回床上，正當他自認天衣無縫時，陳太太哀怨的聲音在耳邊響起：

　　「你已經超過半年都這樣了，再不去看醫生，我們乾脆分房睡算了！」陳太太原本就容易被吵醒，這半年來，陳先生晚上尿尿的次數倍增，讓陳太太不勝其擾，陳先生本人容易入睡，半夜起床上廁所對他影響不大，但可苦了陳太太，也讓結褵多年，婚姻生活一向美滿的兩人首度出現了婚姻危機。

　　隔天一早，兩人出現在泌尿科門診，一走進診間，陳先生馬上說：「吳醫師，你可要幫幫我啊，這半年來，我每晚都起來小解 5、6 次，再不治療就要被休夫了啊。」「別緊張，我們一起來想辦法，你可以把

詳細的情形説給我聽嗎？」筆者對於半夜尿尿跟休夫的關聯性一時連不過來，他們夫妻倆到是默契十足，你一言，我一語的，將半年來發生的事情娓娓道來。

「喔喔，原來是夜尿引發的婚姻危機啊！」聽完他們的敘述，筆者總算了解他們夫妻倆今天的訴求了。「別急別急，引發夜尿的原因很多，我先跟你們説明一下什麼是夜尿，以及可能的原因，你們也幫忙想想，一起找出原因，才能對症下藥啊。」

「很多人會把晚上起來尿尿當作是泌尿科的問題而前來求診，但其實並不一定是因為泌尿系統的原因喔，根據國際尿失禁防治協會的決議，**夜尿的定義是：『從入眠開始直到意圖起床為止的主要睡眠階段，所需排尿的次數。』**所以如果是因為失眠睡不著而起來上廁所的話，是不算夜尿的。而且根據進一步的研究統計，如果夜尿的次數是 2 次以上，就有較高的機率影響到生活和睡眠品質，容易導致白天注意力不集中、疲倦、身體免疫力降低等情形。」筆者接著説道。

「對對對，我的確是入睡後，因為尿急而從睡夢中醒來的，而且看起來，夜尿也對我的生活造成影響，但為什麼我以前都不會，是這半年才這樣呢？」陳先生提出了心中存在已久的困惑。

「根據美國泌尿醫學會發表的文章指出，夜尿的發生率會隨著年紀而增長，年紀 20 至 40 歲的族群，男性夜尿的盛行率為 11~35%，女性則是 20~31%。到了 70 至 80 歲的族群，男性夜尿的盛行率高達 69~93%，女性也有 74~77%。同時因為夜尿，可能造成的問題包括：

失眠，生活品質下降，半夜起床增加 29% 跌倒及骨折風險，以及惡化代謝症候群的嚴重程度。」醫師解釋道。

年紀	男性夜尿發生率	女性夜尿發生率
20~40 歲	11~35%	20~31%
70~80 歲	69~93%	74~77%

資料來源：Bosch JL, Weiss JP. The prevalence and causes of nocturia. J Urol. 2010 Aug;184(2):440-6.

「什麼？那我才 60 幾歲，不就會越來越糟？看來我的人生要變黑白的了！」陳先生苦著臉説。

「別緊張，這才是你們今天來的原因啊，找出可能的病因，才能逆轉勝。其實夜尿的發生原因可以簡化為兩大方向，**一是睡眠期間身體製造的尿量增加，二是膀胱儲存尿液的能力下降**。睡眠期間身體製造的尿量增加又能細分為好幾種可能性，包括：喝太多水，所以身體入睡後仍持續製造尿液（又稱多尿症）；糖尿病控制不佳，出現吃多喝多尿多的三多症狀；末梢循環不良或心臟無力（衰竭），白天水分堆積在腳部，晚上平躺時水分才回流產生尿液；阻塞型睡眠呼吸中止症；抗利尿激素不足所造成的夜間多尿症（夜間排尿量占 24 小時尿量的 33% 以上）；或是藥物引發。膀胱儲存尿液的能力下降則包含攝護腺肥大、膀胱過動症、神經性膀胱，或是泌尿系統發炎所導致。有人是單一原因，也有人是多重因素導致。」

「有這麼多可能的原因啊！我現在晚上都不太敢喝水，去年體檢時血

糖跟心臟功能都正常，但其他的部分我就不知道了。」陳先生仔細回想。

「別擔心，有些部分可能需要檢查之後才能下定論，接下來我們先來填寫下面『國際攝護腺症狀評分表 (IPSS)』這張表，一共有 7 項評分項目，幫助我們評估下泌尿道排尿症狀的嚴重程度。」

症狀	每 5 次小便中，發生之次數					
小便完 2 小時內，還想要再去廁所嗎？	0	1	2	3	4	5
小便完後，覺得膀胱內還有尿液沒排乾淨？	0	1	2	3	4	5
小便時，會發生斷斷續續的情形嗎？	0	1	2	3	4	5
憋尿時會感到困難嗎？	0	1	2	3	4	5
小便時，會感到排尿無力，尿流很弱？	0	1	2	3	4	5
需要肚子出力才能夠把尿排出來？	0	1	2	3	4	5
晚上睡覺時，需要起來小便的次數？	0	1	2	3	4	5

「這張表加起來一共有 0 到 35 分，7 分以下是輕度症狀，8 到 19 分是中度症狀，20 分以上是則是重度症狀，中度及重度症狀都會建議尋求醫療的幫助。此外，還有一項很重要的功課必須帶回去做。」

「是什麼功課呢？」陳先生立即追問。

筆者拿出另一張表以及塑膠量杯：「就是這張『排尿日誌』，你需要挑選 2 天在家的時候，紀錄喝水的量和排尿的量，尤其是尿量的部分，需要仔細將每次排尿的時間、尿量，以及有無急尿感紀錄上去，如此一來，我們才能判斷有沒有可能是喝水太多造成的『全面性多尿症』，或是抗利尿激素不足或心臟無力引發的『夜間多尿症』（夜間尿量占 24

小時總尿量的 33% 以上），如果是每次尿量都比較少的話，則偏向攝護腺肥大或膀胱過動症所造成的膀胱容量降低。」

排尿日記

姓名 _____

日期				
時間	喝水量	尿量	急尿感	漏尿
就寢時間：				
總計				

「除此之外，接下來還會安排一些基礎的檢查，包括驗尿、抽血檢測攝護腺腫瘤指數 (PSA)、超音波去量測攝護腺的大小以及殘尿量，以及尿流速的檢測，透過儀器的檢測和量表的評估，共同探求夜尿可能的原因和治療方式。」

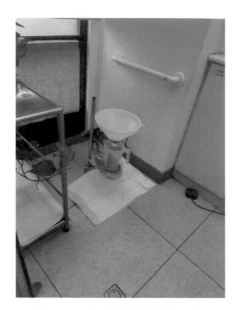

圖 1：尿流速量測機器示意圖

　　陳先生聽完說明，覺得人生有可能從黑白回到彩色，心中頓時雀躍不已。「太好了，我聽說我們這個年紀常常都會有攝護腺肥大，剛好也能夠好好了解一下自己的攝護腺。醫師，我還想再請問一下，這段期間我還需要做什麼嗎？」

　　「你的觀念非常正確，男性在 50 歲以後，有一半的男性會出現攝護腺肥大的情形，同時發生率會隨著年歲增長而提高。在檢查報告出來前，我們可以先針對生活習慣來看看有沒有可以調整改善的部分，包括減少睡前 4 小時內的水分攝取，減少酒、咖啡、茶等促使利尿的飲品，避免在傍晚服用利尿藥物，以及考慮穿彈性襪或閒暇時把腳抬高，促使水分、靜脈血液回流。這些都是可以降低夜尿發生的生活習慣調方式。至於藥物的部分，等到檢查結果和排尿日誌完成後，我們再來看看要如何進行。」

「好極了，吳醫師，真是太謝謝您了！」陳先生夫妻倆聽完說明後，滿懷感激地離開了。

各位讀者朋友們，你們身邊有被夜尿所苦的親朋好友嗎？夜尿的原因很多，診斷的流程會比較複雜，也需要病人端認真填寫「排尿日誌」才能找出原因對症下藥！

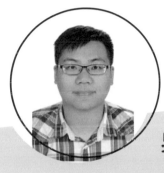

吳冠諭 醫師

成大醫院泌尿部主治醫師，出生於臺灣的中心（南投），成長於中部橫貫公路的起點（臺中東勢），求學於天天刮七級強陣風的林口長庚，畢業後受訓於甜死人不償命的臺南（成大醫院），住院醫師完訓後繼續留在成大醫院服務，隨著時間積累，對於飯吃起來是甜的這件事也越來越習慣了。

目前專攻泌尿腫瘤以及達文西等微創手術，非常榮幸受鄒頡龍教授的邀請，和大家分享夜尿主題，希望對大家有所幫助。

若有任何問題也歡迎前來就診詢問或是在台灣尿失禁防治協會（TCS）的網站上發問喔。

17
夜尿的原因、診斷與治療

　　根據臺灣本土的研究，1 天 2 次夜尿會造成睡眠的困擾，也對身體健康造成顯而易見的影響，像是夜間起床會造成跌倒骨折風險上升，進而造成住院手術風險，尤其是年長患者往往一次的骨折手術就會影響日後的生活機能自理能力，所以夜尿不單影響生理以及心理，甚至會導致工作表現失常及生活品質惡化，對於照顧者的生理心理健康也造成了危害。在泌尿科門診中往往是看到睡眠不足的中壯年帶著外籍看護以及年邁的雙親來門診，因為一夜起來 5、6 次的生活，沒有人能受得了。因此夜尿雖然不像讓人聞風喪膽的惡性腫瘤，但是卻嚴重影響了大家的生活品質。

　　根據研究，夜尿症的患者多數合併糖尿病、高血壓、慢性腎臟病或是心血管疾病的問題，兩者其實會互相影響，這些慢性疾病也會因為夜尿而讓慢性疾病控制不佳，進而造成更嚴重的健康影響。同時因為睡眠

不足的關係，對於心理上的影響也是顯而易見，沮喪、焦慮、憂鬱等負面情緒也會隨之而來，此外認知功能、記憶以及情緒控制上也會讓生活及工作不順遂。

夜尿不只是泌尿科的問題，也常常代表著某些慢性疾病，因此會需要更多的釐清與判斷。

夜尿的原因

夜尿的原因有許多，主要可以分成 4 個：

 ## 排尿功能異常（排尿障礙）

常見的攝護腺肥大、膀胱過動症這些都是泌尿科常見的疾病，或是神經性膀胱、尿道狹窄、泌尿道感染、結石甚至是膀胱癌等問題，都會造成夜尿的困擾，相關的診斷及治療在攝護腺肥大的章節有詳盡的介紹，在這邊就不多做討論。

 ## 全日多尿症

主要原因可分為水分攝取過多，較為少見的尿崩症以及糖尿病造成的三多症狀（吃多、喝多、尿多），若患者同時抱怨白天也是過多尿液，常常口乾舌燥，醫師多半會建議檢測血糖，此外以排尿日記作為臨床的

診斷參考，若能夠確實找到病徵，則夜尿就能夠獲得大幅改善。

　　以筆者遇到的患者為例，曾經有位 50 歲的先生來求診，他主述自己十分頻尿，不到 1 個小時就要去解小便，白天或許還好，但是晚上會因此起來上廁所很多次，但是他一直不在意，直到某次跟朋友聊天發現一個晚上起來 3、4 次其實不是常態，才來門診就醫。經過門診檢查，發現他其實沒有明顯排尿功能障礙，但是因為他有尿酸過高的問題，醫師建議他多喝水，因此一天喝了超過 3000 毫升的水，難怪一整天持續頻尿。在與他討論水分攝取以及飲食建議後，這位先生的夜尿就不藥而癒了。

 ## 夜間多尿症

　　原因非常多，包含心血管疾病、肝臟疾病、腎臟疾病、糖尿病等內科問題，或是可能因為藥物使用而造成，這些慢性病的問題需要醫師與其他科別的醫師共同討論，並考慮調整藥物使用來改善相關症狀。

　　在此要提醒，夜間多尿除了上述這些原因外，也有可能是身體的抗利尿激素分泌不足，導致晚上的尿液無法濃縮，尿液製造增加，致使病人晚上必須起床尿尿。目前藥物對於夜間多尿症的治療效果其實很不錯，只是因為在高齡患者身上容易有低血鈉的風險，因此在初期治療醫師會較頻繁追蹤血鈉，以及逐漸增加藥物劑量，在門診時也會反覆提醒患者還是要注意可能的副作用。

睡眠障礙

　　除了常見的問題外，夜尿常常會合併睡眠的障礙，常見莫過於現代人的文明病睡眠品質不佳造成，其中睡前使用過多 3C 產品導致睡眠品質不佳以及失眠，好發在較年輕的族群。然而多數的患者其實單純就病史是無法明確判斷其成因的，因此治療都需要跨科或是多科醫師共同協助診斷治療，而睡眠障礙則需要胸腔科醫師以及耳鼻喉科醫師一起來協助診斷，其中睡眠呼吸中止症就是常見、但常被大家忽略的健康因素，在門診我常將病患轉診至耳鼻喉科做睡眠呼吸的評估，透過睡眠的檢查，醫師能夠判斷出是否有呼吸中斷或是不寧腿症候群等問題，透過針對性的治療，例如正壓呼吸器、手術或是藥物，與其他科別的醫師一起合作，才能讓夜尿的治療效果達到最好。

夜尿的診斷與治療

　　因此，泌尿科的門診並不是大家想像中，只會一直重複開立攝護腺用藥，而是需要更多的檢查來判斷夜尿的原因。這些檢查包含：

1. **詳細問診**：了解病患目前有什麼慢性疾病及正在服用的藥物及手術史。
2. **排尿功能檢查**：包含基本尿液、尿流速、膀胱餘尿量檢查。
3. **排尿日誌**：雖然是最麻煩的，但也是最能夠讓醫師找出可能造成夜尿原因的好幫手，除了能夠幫助醫師排除夜間多尿症外，也能夠針對飲食習慣作出建議。

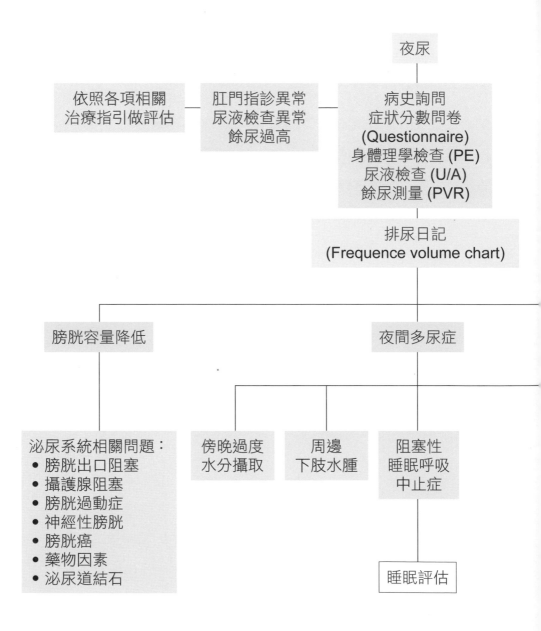

夜尿

病史詢問
症狀分數問卷
(Questionnaire)
身體理學檢查 (PE)
尿液檢查 (U/A)
餘尿測量 (PVR)

肛門指診異常
尿液檢查異常
餘尿過高

依照各項相關
治療指引做評估

排尿日記
(Frequence volume chart)

膀胱容量降低

夜間多尿症

泌尿系統相關問題：
• 膀胱出口阻塞
• 攝護腺阻塞
• 膀胱過動症
• 神經性膀胱
• 膀胱癌
• 藥物因素
• 泌尿道結石

傍晚過度
水分攝取

周邊
下肢水腫

阻塞性
睡眠呼吸
中止症

睡眠評估

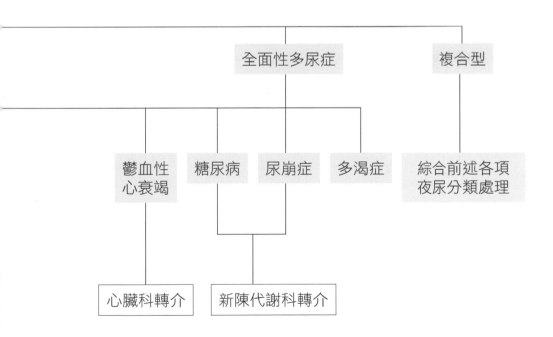

| 全面性多尿症 | 複合型 |

| 鬱血性心衰竭 | 糖尿病 | 尿崩症 | 多渴症 | 綜合前述各項夜尿分類處理 |

| 心臟科轉介 | 新陳代謝科轉介 |

資料來源：台灣泌尿協會治療指引 2020 版

治療的部分也需要透過上述的個別鑑別診斷來找到可行的方式：

	可能原因	相關檢查	治療
排尿功能障礙	攝護腺肥大 膀胱過動症	尿流速檢查 殘尿量 排尿日誌 PSA 檢查	藥物 手術
	神經性膀胱／ 排尿功能障礙	尿流速檢查 殘尿量 排尿日誌 尿路動力學檢查	生活作息調整 藥物 手術
	結石／腫瘤	影像學檢查 膀胱鏡	藥物／手術
全日多尿症	多渴症	排尿日誌	生活作息調整
	尿崩症	新陳代謝科檢查	藥物／手術
	糖尿病	新陳代謝科檢查	藥物
夜間多尿症	下肢水腫／ 心血管疾病	多與慢性病有關，需 相關科別檢查	生活作息調整 藥物
	抗利尿激素不足	排尿日誌	需抽血注意 低血鈉的風險
	睡眠障礙	耳鼻喉科／ 胸腔科檢查	藥物／手術評估

透過上面的檢查，醫師就能夠更了解病患的狀況而給出適合的治療建議。

針對以上的 4 種可能原因在此做個小結：

1. 常見排尿功能障礙需要與泌尿科醫師討論，如何改善排尿功能異常。

2. 減少晚餐飯後到睡前的水分攝取。

3. 改善及控制內科疾病，遵從內科醫師建議規則服用藥物。

4. 考慮睡眠障礙評估，改善睡眠品質。

5. 夜尿的成因很多，需要與醫師耐心討論可能的發生原因，希望大家都
能夠耐心與醫師討論，並做好檢查及記錄，協助醫師幫你找出病因。

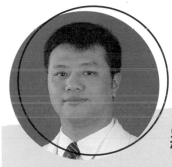

羅啟文 醫師

　　高雄醫學大學醫學系畢業，目前在臺北慈濟醫院服務，謝謝台
灣尿失禁防治協會的邀請，讓我有機會能夠參與這次的新書寫作。

　　在本書中與大家分享夜尿的主題，這是個在門診常見的問題，
住院醫師訓練時期羅醫師曾經十分疑惑，為什麼夜尿的盛行率會這
麼高，也聽過很多次前輩師長們的演講，後來才發現，這個問題雖
然常見，但是要治療卻是需要很多時間與患者溝通以及討論才能抽
絲剝繭找出比較好的治療方式，但往往受限門診時間，只能簡單的
與患者解釋及建議，透過這次機會能夠將這個議題能夠好好解釋，
希望能讓大家都一夜好眠。

CHAPTER

7

泌尿道感染

18
聰明驅離不速之客，
克服泌尿道感染

> 一位年輕女性走進診間，表情愁苦地說：「醫師呀，不知怎麼的，我昨晚開始覺得小便有點刺痛，一直想上廁所，但沒有太多的尿。吃止痛藥後刺痛稍稍紓解，可是早上起來又痛了，還有流血耶！現在小腹好痛，我到底是怎麼了？」

排除生理期造成的不適及流血的可能性，從患者的描述，已經八九不離十懷疑是急性膀胱炎在作怪。這時候，待尿液檢查結果確定是感染，醫師就可開立藥物讓病患服用，並施以衛教。臺灣氣候溼熱，在炎炎夏日，流汗後若水分補充不足，或是外出旅遊憋尿，一不小心就會引發泌尿道感染。泌尿道感染可不能輕忽，它除了會造成排尿疼痛、急尿感、

下腹痛等症狀外，倘若延誤治療，讓細菌從膀胱逆行到腎臟內進一步感染，會引發腎盂腎炎、發高燒，甚至造成腎臟化膿，影響腎功能並遺留長期後遺症。也因此，泌尿科醫師在治療泌尿道感染時，除了開立適當的抗生素外，一定會衛教病患，避免感染復發。

泌尿道感染發生率男女不同

　　男女生都可能發生泌尿道感染，但總體而言，女性感染的機率比男性高。表 1 可見不同年齡層發生泌尿道感染的機率不同，男生只有在小於 1 歲時發生的機率高過女生，主要是小男嬰若包皮未注意清潔，容易滋生汙垢而感染。小兒時期若有膀胱輸尿管逆流 (vesicoureteral reflux) 等結構或功能上的疾病，也會增加泌尿道感染之可能。青春期及生育年齡女性主要是因有親密接觸，增加了感染的風險。中年的女性因接受腹部手術，或是膀胱脫垂，而男性則因攝護腺肥大造成排尿問題或手術等，在此時期感染發生率大增。邁入老年，由於器官老化，可能發生尿失禁，或長期使用導尿管，增加了感染發生率。

表 1：不同年齡層的男女生泌尿道感染發生率

年齡（歲）	發生率 (%)		危險因子
	女性	男性	
1 歲以內	0.7	2.7	男嬰包皮或泌尿系統結構異常
1-5	4.5	0.5	泌尿系統結構異常、泌尿系統功能異常
6-15	4.5	0.5	泌尿系統功能異常
16-35	20	0.5	親密接觸
36-65	35	20	手術、攝護腺肥大
65 歲以上	40	35	尿失禁、導尿管、攝護腺肥大

泌尿道感染多為「逆行性感染」

細菌如何造成泌尿道感染呢？其途徑有：

1. **逆行性感染**：這是最常見的一種，即源自腸胃道的細菌跑到尿道口，
   逆行而上，經過尿道至膀胱，利用細菌細胞上的線毛 (pili) 黏附膀
   胱壁，大量增生引起發炎症狀。此途徑可因膀胱輸尿管逆流，讓帶
   菌尿液逆流到輸尿管及腎臟，引發嚴重的腎盂腎炎。

2. **血行感染**：即體內某處的感染源，順血流被帶到泌尿系統，見於免
   疫力受抑制的病患或新生兒。

3. **經淋巴循環感染**：這是比較缺乏證據的途徑。

4.**致病菌直接從鄰近器官入侵泌尿道**：可見於腹內膿瘍使細菌直接侵犯膀胱，或是膀胱與腸胃道 / 陰道瘺管使細菌得以長驅直入泌尿道而引發感染。

一般而言，正常排尿，把細菌沖出體外，就是最自然且重要的保護機制。女性尿道旁及陰道內的正常菌落，也是預防致病菌到膀胱落地生根的重要角色。泌尿道結石是最佳的細菌躲藏場所，因此膀胱結石或腎臟結石的患者容易反覆感染。

泌尿道感染常見的菌種與治療方式

泌尿道感染分為「非複雜性」與「複雜性」感染。

1.**非複雜性泌尿道感染**：即未懷孕、未停經且無尿路構造或功能異常的女性得到的泌尿道感染稱之。歐洲泌尿科醫學會治療準則提到，有一半的女性一生中會經歷一次泌尿道感染，且 1/3 的女性在 24 歲前曾經歷過一次以上的感染。

非複雜性尿路感染最常見的原因是親密接觸或繼往泌尿道感染史，最常見的菌種為大腸桿菌，約占 75~90%。其他常見的菌種有腐生葡萄球菌、克雷伯氏菌、變形桿菌、及腸球菌等。根據台灣泌尿科

醫學會 2020 年治療準則建議,對於非複雜性的泌尿道感染,可使用奎諾酮類、磺胺類、或是頭孢素類抗生素治療,療程約 7 日。

2. **複雜性尿路感染**:至於男性的感染、懷孕婦女、尿路構造異常,或有阻塞、糖尿病患、使用免疫抑制劑病患、院內感染、或多重抗藥性細菌等則稱為複雜性尿路感染,治療建議可使用第二或第三代的頭孢類抗生素或輔以 aminoglycoside 類抗生素,並治療相關構造異常及內科疾病。

無症狀菌尿是什麼?該治療嗎?

有一種狀況是沒有排尿不適症狀,檢查卻發現尿中有細菌,稱為「無症狀菌尿」(Asymptomatic bacteruria)。美國傳染病學會 (Infectious Disease Society of America) 表示若尿液中雖然有細菌,但患者無解尿灼熱或頻尿等症狀時,不需給予抗生素,以避免抗生素濫用。濫用抗生素的壞處,除了增加產生抗藥性細菌的機會,增加不必要的醫療開銷,甚至可能造成病患腸道內困難梭狀桿菌 (Clostridium difficile) 大量繁殖而引發嚴重的偽膜性腸炎。然而,若為懷孕女性,或即將接受攝護腺或其他泌尿系統手術等,即使是無症狀菌尿,仍需要接受完整抗生素治療。

未緩解的泌尿道感染：令人擔心的狀況

臨床上遇到在別的醫療院所診斷為泌尿道感染，並已接受抗生素治療，但症狀卻沒有改善，稱為「未緩解的泌尿道感染」(unresolved UTI)。這除了延長治療的時間，也增加患者的焦慮。造成未緩解的泌尿道感染可能的原因，最常見是細菌對於首次使用的抗生素本來就有抗藥性，再者為原本的有感受性 (susceptible) 的細菌對抗生素發展出新的抗藥性，或是兩種不同種類且有不同藥物敏感性的細菌造成感染，以及在治療過程中感染新的細菌，且對於最初使用的抗生素有抗藥性。臨床上遇到這種狀況，一定會再次收集尿液細菌培養，並且開立與最初不同種類的廣效抗生素治療。

治療反覆性泌尿道感染需多管齊下

反覆性泌尿道感染指的是半年內至少有 2 次，或 1 年有 3 次復發感染者。反覆性泌尿道感染需以尿液細菌培養確認診斷。常見的檢查，如 X 光、電腦斷層或是膀胱鏡等並不需要例行安排，但如果臨床上懷疑其他原因引發反覆感染，如膀胱腫瘤、結石、或是其他尿道阻塞病灶者，則應安排上述檢查以確診病因。對於反覆泌尿道感染的年輕女性，文獻上有列出一些可能的危險因子，包括親密接觸、使用殺精劑、新的伴侶，

或小時候有尿路感染病史等。對於已停經及老年女性，危險因子則包含停經前有尿路感染史、尿失禁、萎縮性陰道炎、膀胱脫垂或膀胱殘尿等。

面對反覆泌尿道感染，除了藥物治療，更應鼓勵者積極預防。一般常用的方式有三：1. 行為模式改變，2. 使用非抗生素預防，及 3. 預防性抗生素。若平時有尿不乾淨的困擾，應就醫治療。神經性膀胱患者可學習間歇性導尿以減少殘尿。此外，應養成增加飲水量，在房事後記得排尿，如廁後由前向後擦拭外陰，避免非必要的陰道沖洗，以及穿著透氣內褲等習慣。

關於非藥物性預防，已停經婦女可使用陰道塗抹 (非口服) 女性荷爾蒙 (estrogen) 以預防尿路感染。國外有報導口服疫苗 (OM-89) 對預防反覆尿路感染有效且安全，但臺灣缺乏相關資料。口服益生菌 (如 Lactobacilli) 或口服蔓越莓萃取物是現今很多人常用的預防方式，但因各家廠商製程差異很大，還需要更多資料才能確立其功效。有研究比較甘露糖 (D-mannose) 與抗生素 nitrofurantoin 及安慰劑 (placebo) 預防反覆泌尿道感染的效果，發現甘露糖與 nitrofurantoin 皆優於安慰劑，然而歐洲泌尿科醫學會仍認為需要更多資料才能確立甘露糖的功效。

對於已嘗試前兩種方式卻仍反覆感染者，可連續使用口服低劑量抗生素 3 至 6 個月。已懷孕婦女若孕前常常復發泌尿道感染，則可在房事後預防性使用抗生素，降低復發之可能。

結語

　　泌尿道發炎是很常見又很惱人的問題，初次發生就需要完整治療避免復發。若真的反覆感染，除了上述的「三部曲」預防措施外，請不要忽略最簡單卻最容易被遺忘的方法，那就是「喝水與定期排尿」，用尿流自然地把細菌沖出體外，是最有效的預防方式，也是最好的保養。

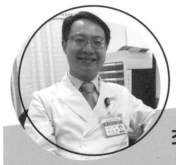

李宏耕 醫師

　　畢業於高醫醫學系，在臺北榮總完成住院醫師及總醫師訓練，目前是亞東醫院專任泌尿科醫師。

　　最感興趣的領域是排尿問題、泌尿道腫瘤、及男性疾病。重要事蹟包括：哈佛醫學院 Brigham and Women's Hospital 腎臟科交換見習 (2008)、新加坡泌尿科醫學會住院醫師訓練課程 (2011)、歐洲泌尿科醫學會年會 (EAU) 研究發表 (2014,2015)、世界泌尿科內視鏡醫學會 (WCE) 研究發表 (2015)。

　　泌尿道感染是門診時很常見的疾病，希望藉由此次在書中的這篇文章，能讓讀者初步了解泌尿道感染的表現、治療以及預防的方法。

參考資料：Wang M.K., & L. Copp H (2020). Bacterial infections of the genitourinary tract. McAninch J.W., & Lue T.F.(Eds.), Smith & Tanagho's General Urology, 19e. McGraw Hill. https://accessmedicine.mhmedical.com/content.aspx?bookid=2840&sectionid=241660191

19

預防泌尿道感染及小心性病

泌尿道感染篇

　　尿路感染的發生率女性高於男性，大約 8:1，最主要的原因跟男女尿道的生理構造有關（女性尿道大約 4 至 5 公分，男性尿道大約 20 公分以上）。大約 50 至 60% 的女性終其一生會發生一次泌尿道感染。

尿液中有細菌就是泌尿道感染嗎？

　　正常的尿液是無菌的，細菌可能會經由會陰或者肛門周圍入侵而感染。病原菌在泌尿系統裡面不一定會表現症狀，可能有完全沒有症狀，稱為無症狀菌尿症（asymptomatic bacteriuria, ABU），或導致刺激症狀（irritative symptoms）如頻尿（frequency）、急尿（urgency）或血

尿（hematuria）。需要注意的是，菌尿症（bacteriuria）在有脊髓損傷（spinal cord injury）者身上會產生最嚴重的併發症，須小心處理。無症狀菌尿症大部分不需要處理，例如長期插尿管的病人常會有無症狀菌尿症的診斷，不過如果是懷孕婦女，即使沒有症狀也要給予治療。

重複在尿液中培養出細菌，其中一種是短期內發病而且培養出「**同一種**」細菌，稱為**持續性菌尿**（bacterial persistent），通常是和泌尿系統構造上異常有關（例如腎臟鹿角結石 [staghorn stone]，要等到清完結石後才會完全好，若還有剩餘結石甚至需要長期使用低劑量抗生素來做感染預防），另一種是培養出「**不同種**」細菌，稱為**再發性菌尿**（bacterial reinfection）。

不論持續性或者再發性，都是專業醫師會去特別注意的小細節。比如說，男性如果產生再發性感染（reinfection），有可能是泌尿結構上的問題。女性則要小心從腸道來的細菌，還要注意腸道瘻管或者因為停經之後陰道內的正常菌叢產生變化。至於停經後的婦女如果比起停經前更容易產生感染，可以考慮局部補充使用荷爾蒙來降低再發性感染機會。

泌尿道感染分為哪些種類？

泌尿道感染（urinary tract infection）可以依據治療分針分為兩種：
單純型、複雜型。

 單純型泌尿道感染（uncomplicated urinary tract infection）

「功能上」、「構造上」正常的泌尿系統，所產生的泌尿道感染。
常見的有：女性的、急性腎盂腎炎、反覆性的膀胱炎等。此種治療通常
只需要使用短天數的口服抗生素治療即可。

 複雜型泌尿道感染（complicatcd urinary tract infection）

「功能上」、「構造上」不正常的泌尿系統，所產生的泌尿道感染。
例如：病患是男性、懷孕婦女、年長病患、有免疫力低下情形（使用免
疫抑制劑 / 免疫療法 / 化療病人）、兒童、最近有使用過抗生素、有使
用導尿管、住院中、症狀持續 7 天以上。治療原則上，需要抗生素治療
7 至 14 天，退燒後再給 3 至 5 天。

泌尿道感染也可以根據感染源不同分為三種：細菌性（bacterial
infection）、特別型（specific infection）、性病（sexually transmitted
disease, STD）。

為什麼會產生泌尿道感染？

泌尿道感染的途徑有四種方式：上行性感染（ascending infection），是最常見由尿道進入的。血行性感染（hematogenous spread），發生在免疫力較差或者是新生兒。淋巴性感染（lymphogenous spread），比較少見。直接感染（direct extention），從周邊器官而來，例如腹腔內膿瘍、膀胱腸道瘻管或膀胱陰道瘻管。

正常來說，流動順暢的尿流不容易增生細菌。輕度發炎時，腎臟上皮還會分泌 IL-8 增加免疫力去抑制細菌生長。但是當尿流不順，如結石、攝護腺肥大、尿路逆流、因尿失禁而使用護墊 ......，就會讓尿液濃度增加，容易滋生細菌；當人體發生一些狀況時，如嚴重的糖尿病、使用免疫抑制劑、長期使用止痛劑、缺氧缺水 ......，就會產生腎乳突壞死（papillary necrosis），讓產生的 IL-8 減少，免疫力下降就會容易產生感染。

如何減少泌尿道感染？

每天至少喝 1500~2000cc 的白開水。有泌尿道結石病史的朋友，則需要根據體重計算喝水量，以 30cc/ 公斤體重為原則，例如 60 公斤的人每天需至少喝 60*30=1800cc 白開水來預防。

　　雖然食用蔓越莓，最大的副作用來自高熱量（會增重），偶爾的腸胃道不適，與其他藥物的交互作用，但是 2017 年有個統合性的研究分析指出，針對本來就很健康（年輕和中年）的女性來說，使用蔓越莓或者藍莓（尤其是裡面的花青素可以包覆細菌）可以減少 26~35% 的泌尿道感染。另外，也有研究報告指出，食用益生菌可以改變膀胱和腸道的微生物環境（減少發炎），達到預防感染的效果。而使用甘露糖（臺灣較少見），可以在尿液中分泌小分子，來包覆大腸桿菌（最常見膀胱炎的菌種）的鞭毛來避免附著。

　　但是好喝的蔓越莓汁（雖然高熱量）到底有沒有效用呢？研究指出其實可以減少 30~40% 的女性泌尿道感染機會，而且平均來說距離下次發生泌尿道感染，可以延長到 3.5 年。

　　多食用青菜水果（如芭樂、甜椒）除了裡面有維生素 C 可以酸化尿液讓細菌難生長之外，也可以讓大便順暢更容易排尿（鄰居會互相影響）。

　　女性陰道內的微酸性環境，其實會有正常的好菌生長。這些好菌長得好，就可以跟致病的壞菌去競爭。有些朋友會去清洗下體以為可以避免感染，但是常見的清潔劑通常具有微鹼性的酸鹼值，反而會去破壞好菌可以生長的環境，卻造成容易感染。因此，如果有清洗下體習慣的朋友，建議使用「微酸性」的清潔液去清潔。

　　如果在性行為之後常常產生膀胱發炎，建議在性行為之後馬上去解尿，或者吃一顆預防性抗生素。也不要忘記行房前後要清洗（記得用「微

酸性」清潔劑），行房前後也要多喝水。

萬一還是經常發生泌尿道感染，就需要去找泌尿科專家找出原因。

性病篇 ────────────────────

性病一般是指因性行為等親密接觸而傳播的疾病，但是這個定義並不嚴謹。可能因為性行為接觸而染病的也包含其他流行中的傳染病，例如：2020~2022 年流行的新冠肺炎。耳熟能詳的性病如愛滋病、梅毒等，也可能因為工作關係而非性接觸而感染。但是因為無法清楚界定範圍，醫學界把某些特定疾病，歸類為性病。

性病跟其他傳染病有些不同，主要差異在傳染效率低，傳播速度慢。性行為的次數比起人類其他行為（比如移動、交談社交或者進食）頻率低多了，因此傳染的機會不多，但也因為「慢活」的特性，導致性病成為人類歷史中非常古老的疾病。臺灣地區常見的性病包含：

1. **潰瘍型性病**（genital ulcer disease, GUD），包含生殖器疱疹（genital herpes）與梅毒（syphilis）。

2. **分泌型性病**（secretary STD），包括淋病（gonorrhea）跟披衣菌感染（chlamydia）。

3. **新生物性病**（new growth），包含生殖器濕疣（condyloma acuminata）和傳染性軟疣（molluscum contagiosum）。

為什麼會感染性病？

1. **年齡因素**：女性雖然初經可能提早到 10 至 12 歲，但是到 18 歲以前陰道跟子宮頸尚未發育成熟，分泌物不足，表皮細胞更容易感染性病。
2. **性別因素**：女性性器官的黏膜範圍比起男性大很多，較容易感染性病。
3. **職業因素。**
4. **經濟社會的因素。**
5. **免疫力因素**：尤其是生殖器疱疹會在身體疲累時出來肆虐。

如何預防性病？

　　學者提出「ABC」法則。A 是 Abstinence，就是要能「忍住」。盡量禁慾，符合「多做多錯、少做少錯」的精隨。B 是 Be faithful，就是要對伴侶忠誠，假如每個人都能真正做到「從一而終」，性病是真的可以被消滅的。C 是 Condom，多使用正確的使用保險套，雖然不是百分之百安全，但是總是能夠提供一定的保護力。另外，女性維持陰道內的正常菌落（減少使用微鹼性的陰道清潔液，或者多食用優格、益生菌等食品），能夠建立健全的防護網，抵抗感染。萬一真的染病了，請不要害羞，早日就醫治療效果最好，最不會留下遺憾。

HPV 疫苗真能有效預防菜花（生殖器濕疣）嗎？

　　菜花的感染來自 HPV（人類乳突病毒）。HPV 種類繁多，會導致菜花的 HPV 種類大部分是比較低風險族群（低致癌性）的種類（例如第 6 或第 11 型等），少部分是高風險的 HPV 種類（根據研究，菜花病患中 30% 驗出有高風險的 HPV）。目前四價疫苗跟九價疫苗都有涵蓋低風險的第 6 型、第 11 型去產生免疫反應，的確可以大幅減低感染菜花的風險，但不是百分之百，其原因一方面是導致菜花的 HPV 種類太多無法一次涵蓋，另一方面是可能注射疫苗時候早就已經感染。因此筆者認為，欲施打 HPV 疫苗當成菜花預防者，應在性生活啟蒙階段施打，效果最佳。

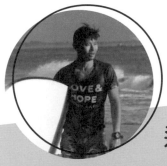

連繼志 醫師

　　嘉義人。在臺大住院醫師時期，因看到許多宜蘭鄉親不辭辛苦來臺北就醫，也因為大學時期常常在宜蘭山區爬山，跟宜蘭解下不解之緣，住院醫師訓練畢業之後就立志前往宜蘭服務。目前在宜蘭羅東聖母醫院擔任泌尿科主治醫師。

　　泌尿科的專長是泌尿腫瘤、微創手術、與達文西手術，在宜蘭地區開創了第一例腹腔鏡部分膀胱切除、第一例膀胱全切除併骨盆腔淋巴結廓清併迴腸造口輸尿管重建手術、與第一例腹腔鏡膀胱全切除併骨盆腔淋巴結廓清併迴腸造口輸尿管重建手術，成果豐碩，頗獲得病患信任。

　　個人興趣是戶外運動，包含：衝浪、登山、單車……等，舉家搬至宜蘭地區後也將個人興趣跟家庭生活做結合，同時成立粉專「小鎮鳥與齒醫師の日常」，除了平日分享泌尿科衛教知識之外，也不吝分享生活的點點滴滴，目的是想要傳達真正的健康來自身心靈的各種和諧，並且親自落實與實踐。

CHAPTER
8

神經性膀胱

20
神經性膀胱的
症狀及常見原因

　　70 歲的王爺爺，1 個多月前忽然發生右手和右腳無力的
情形，送醫緊急治療後被診斷為急性腦中風，住院治療後目
前單側手腳無力的情形已恢復，但卻出現小便憋不住，想尿
尿時還來不及走到廁所就已經尿在褲子上的情形，而且每天
上廁所的次數也明顯增加，白天不到 2 個小時就想要尿尿，
一天尿尿的次數超過 8 次。王爺爺因為這種情形而開始穿尿
布，家人因此帶他去泌尿科檢查，醫師告訴他，他的驗尿結
果正常，他是中風導致的「神經性膀胱」而產生尿失禁的問
題。

甚麼是神經性膀胱？

　　神經性膀胱 (neurogenic bladder) 顧名思義就是人體因為神經出了問題導致膀胱或尿道無法維持正常功能的情形。這種狀況其實並不罕見，你我周遭或多或少可能都有所耳聞，如某些認識的長者原本小便都很正常，最近發生中風後卻出現頻尿、小便憋不住以及尿失禁的困窘情形。另一種可能的情況是，原本健康的年輕人，不幸因為交通事故或其他原因導致脊椎受傷，結果就無法正常的小便了，尿尿時必須很費力地用手或擠或敲地引導排尿，甚至需要使用尿管、自我導尿等方法才能把膀胱的尿液排出來。上述只是神經性膀胱眾多表現的其中兩種情形，隨著不同神經問題與不同神經受損的位置，神經性膀胱可以有多種不同的症狀表現。

正常膀胱的功能與神經控制

　　講到神經性膀胱的功能異常狀況，就一定要先介紹人體正常膀胱的運作情形。膀胱的功能可以初步劃分為儲存尿液與排放尿液兩大部分。平時我們兩邊腎臟會一點一滴的產生尿液並且慢慢流到膀胱去儲存。一般人正常可以讓這些尿液安穩的裝在膀胱裡面達 200 到 500 毫升的量。當我們膀胱脹了、想尿尿了，膀胱可藉由稱為逼尿肌的肌肉收縮，配合尿道括約肌放鬆，將本來裝在體內的尿液由尿道排出體外。膀胱必須能夠完成正常的儲存尿液功能與排放尿液功能，我們才能夠享受看似理所

當然的日常生活，亦即平時在沒有大量喝水或焦慮緊張的情況下可以 2
到 4 小時才上一次廁所，不會隨時隨地想尿尿或是擔心小便憋不住，而
當我們覺得膀胱脹了，走進廁所後又能舒服的把小便尿完。

　　正常膀胱工作時受到人體一系列神經系統控制，其中包含位於中樞
神經的大腦、腦幹、脊髓與位於周邊神經的交感神經、副交感神經和體
神經（如圖 1）。

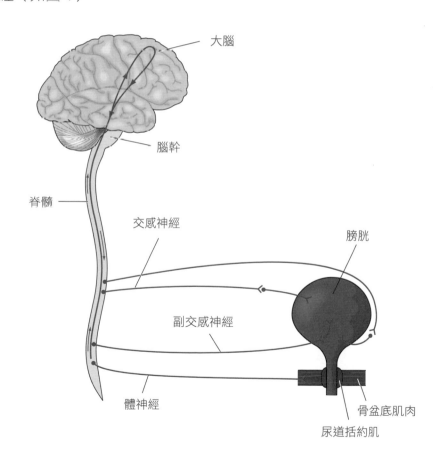

大腦

腦幹

脊髓

交感神經

膀胱

副交感神經

體神經

骨盆底肌肉

尿道括約肌

圖 1：膀胱的神經控制

　　膀胱於儲存尿液時期，亦即是你平常沒想上廁所的時候，周邊神經系統的交感神經會抑制膀胱的肌肉收縮、維持尿道括約肌內層關閉，體神經則會維持尿道括約肌外層關閉，藉此讓尿液在低壓力的狀態下安穩的存放在膀胱之中；排放尿液時期，也就是當你覺得膀胱脹了，在廁所開始尿尿時，大腦皮質會放鬆對腦幹的控制，腦幹中的橋腦排尿中樞因此能將排放尿液的訊息透過脊隨往下傳遞到周邊神經，藉由周邊的副交感神經促使膀胱的肌肉收縮、並抑制交感神經與體神經促使尿道的括約肌放鬆，使我們順利排尿。由上可知，當人體的大腦、腦幹、脊髓、交感神經、副交感神經、體神經任何一個環節出現差錯，膀胱的工作便會受到影響，進而導致神經性膀胱。

神經性膀胱的症狀與常見原因

　　人體的中樞或周邊神經系統任何一個環節的疾病都可能會導致神經性膀胱，不同部位的神經問題會產生不同的神經性膀胱症狀，包含神經性膀胱過動、膀胱感覺減退、膀胱彈性不良、膀胱無力、排尿時括約肌放鬆不良以及不同種類的尿失禁。以下列出一些常見與神經性膀胱相關聯的神經疾病及其症狀（表 1）。

表 1：常見與神經性膀胱相關的神經疾病及其症狀

疾病	常見的泌尿道症狀
巴金森氏症	頻尿、急尿、尿失禁、夜尿（最常見）
失智症	頻尿、尿失禁、夜尿
腦中風	急性期：小便無力、尿滯留、頻尿、尿失禁 慢性期：頻尿、尿失禁
多發性硬化症	症狀多變，視受影響神經而定，可能同時有儲存尿液不良與排放尿液不良的症狀
脊髓損傷	急性期：小便無力、尿滯留 慢性期：視不同受損脊髓節段而定
脊柱裂	症狀多元：可能有頻尿、尿失禁、膀胱彈性不良、膀胱無力，排尿時括約肌放鬆不良
周邊神經病變	頻尿、尿失禁，膀胱感覺減退、膀胱無力、排尿起始困難、滿溢性尿失禁

■ 巴金森氏症

　　一種退化性神經疾病，平均發病年齡為 58 歲，患者常有手部發抖、四肢僵直和行動緩慢等症狀。依不同嚴重程度，38~71% 巴金森氏症患者會出現下泌尿道症狀，其中以夜尿最常見。夜尿可能起因於神經性膀胱過動或夜間多尿。

■ 失智症

　　失智為一群症狀的組合，包含記憶力減退以及其他認知功能退化。尿失禁是失智症常見且令照顧者困擾的症狀，它可以出現在不同類型失智症的不同時期，失智症患者尿失禁的原因可能不只是源於膀胱本身的

問題，還可能來自於認知以及行為問題、其他泌尿道問題或是行動不便來不及上廁所使然。

■ 腦中風

腦中風是腦血管疾病的俗稱，指的是腦血管阻塞或破裂，導致大腦血液供給不足而機能受損。尿失禁在腦中風的病人相當常見，根據統計，急性住院時期高達 40~60% 的腦中風患者有尿失禁問題，在中風 1 年以後仍有 15% 的患者有尿失禁問題。除了尿失禁，中風病人於急性期也可能會有尿滯留也就是尿不出來的問題，該情形可能是中風急性期大腦休克 (cerebral shock) 造成膀胱無力的結果，隨著時間進展，受損的膀胱功能可能會有不同程度的恢復。

■ 多發性硬化症

因為自體免疫異常導致中樞神經受損的神經疾病，好發於 30 歲左右的女性。依疾病病程及嚴重度不同，其中 32~96% 患者有神經性膀胱的問題，該問題對大部分患者造成中度到重度的生活困擾。患者常常同時表現儲存尿液不良與排放尿液不良的問題，於尿路動力學檢查中常出現神經膀胱過動與排尿時括約肌放鬆不良等狀況。

■ 脊髓損傷

脊髓損傷是一種可能造成病患多方面功能、生活品質重大影響的情況。其發生率隨地區不同而有明顯差異。患者於創傷初期，因為處於脊

髓休克狀態 (spinal shock)，可能以膀胱無力、尿滯留或是滿溢性尿失禁（因為排尿功能喪失導致膀胱內尿液過脹而從尿道滲出）作為表現，此情況通常在 2 個星期內逐漸恢復，但也可能持續長達 1 年不等。接著進入慢性期，此階段神經性膀胱症狀則隨著脊髓受傷的部位不同而有所差異。受損位置在薦髓以上的患者可能會出現神經性膀胱過動、排尿時括約肌放鬆不良的情形，而受損位置在薦髓以下的患者則以膀胱感覺減退、膀胱無力為主要表現。

■ 脊柱裂

　　一種因腦與脊髓的神經管閉合異常導致患者背部、脊枠、脊髓膜及神經發展異常的先天性疾病，高達 90% 的患者可能有下泌尿道症狀。其神經性膀胱的症狀表現多元，膀胱可能有過動、無力等情形，也可能有膀胱彈性不良；尿道括約肌則可能於排尿時有放鬆不良的情形。

■ 周邊神經病變

　　此類情形較常出現在骨盆腔手術術後的病人，如因為大腸、直腸癌接受根除性大腸手術或因為子宮頸、子宮內膜、卵巢等婦科癌症接受子宮根除性手術之後的病人。病人因為骨盆腔內的周邊神經受損導致膀胱感覺減退、膀胱無力、自主排尿起始困難、滿溢性尿失禁等症狀。部分病人可能因為中樞神經系統的抑制訊息無法傳遞到周邊，進而產生膀胱過動的現象。

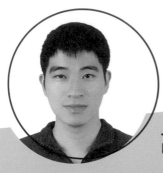

高耀臨 醫師

　　成大醫院泌尿科主治醫師，同時是成大公共衛生研究碩士、台灣尿失禁防治協會教育委員。

　　專長是治療排尿功能有障礙的病人，包含頻尿、夜尿、尿失禁、小便困難、尿不乾淨等狀況，除了臨床經驗，高醫師還可以提供高階的尿路動力學評估、進階功能性泌尿治療以解決病人尿尿的困擾。

　　高醫師在小便和泌尿道癌症有所研究，曾獲得臺灣泌尿科專科醫師考試第二名、台灣尿失禁防治協會下泌尿道症狀錄影尿路動力學挑戰賽第一名，並且多次於台灣尿失禁防治協會、脊隨損傷專家會議擔任課程講師。

　　此外，高醫師也擅長微創手術，包含腹腔鏡疝氣手術、腹腔鏡腎臟、婦女泌尿手術。希望能透過他的專長將所學與各位朋友分享，增加大家對泌尿道問題的認識，也解答有相關困擾病友的問題。

21
神經性膀胱的檢查及併發症

　　仕進入主題之前，先簡單解釋一下何謂神經性膀胱。膀胱的功能簡單來說包含有尿液的貯存和排空，當中牽涉到非常複雜的神經調控，簡單來說由上到下包括中樞神經的橋腦排尿控制中心、脊髓胸腰段及薦骨段、再經由周邊神經傳至膀胱，影響膀胱本身、尿道括約肌和骨盆底肌肉。

　　正常的排尿最開始是膀胱的感覺，相信大家都有過脹尿的經驗，這個感覺會經由周邊神經傳入脊髓，之後再往上傳至腦部。除了腦部以外，脊髓本身也會透過反射調節膀胱、尿道和括約肌。而在排尿的時候，中樞神經控制訊息往下傳造成膀胱收縮，同時放鬆尿道括約肌和骨盆底肌肉，最後尿液從尿道順利流出。

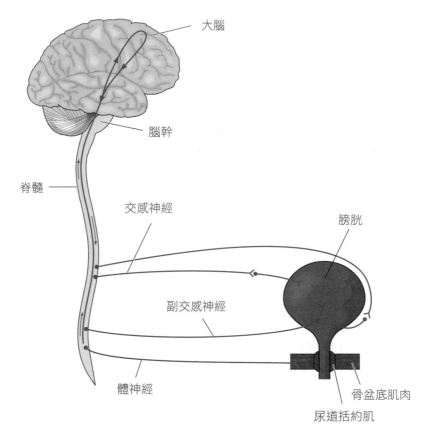

大腦

腦幹

脊髓

交感神經

膀胱

副交感神經

體神經

骨盆底肌肉

尿道括約肌

圖 1：膀胱的神經控制

　　這過程牽涉到許許多多的神經和神經傳導物，是非常複雜的行為，而當期間任何步驟出現問題，就可能會發生所謂的神經性膀胱，進而引起排尿障礙。

檢查與診斷

　　目前臨床上在檢查和診斷神經性膀胱部分仍存在一定的極限，主要

原因是上述的種種可能實在太多，而且也往往沒有辦法找到一個獨立存在的唯一解答。舉例來說，一位 90 歲以上曾經中風過、有糖尿病、脊髓退化壓迫曾經手術過的老年人發生排尿的問題，上述提到的疾病都是可能的原因，也很可能通通都有貢獻進而造成最後的症狀，無法完全歸責到某個單一疾病上。因此很多時候在安排檢查時，很多狀況是必須要先排除的，也就是說可能做的檢查並不是為了診斷評估神經性膀胱，而是為了鑑別是否有其他可能且可矯正的疾病。檢查的原則一般為從簡到繁、從非侵入到侵入性，患者常常需要數次往返醫院進行檢查及回診，可能會出現不耐煩的情形，良好且適當的溝通說明非常重要。

部分檢查項目是為了排除其他可能疾病

醫師可能安排的初步檢查內容包含有尿液檢查、腎臟超音波、膀胱超音波、攝護腺超音波（男性）、尿流速及殘尿量、排尿日誌、腹部 X 光片等，這些都屬於較不具侵入性的檢查。

主要目的不是在診斷神經性膀胱，而是在排除其他可能的疾病，例如：泌尿道感染、尿路結石、攝護腺肥大、甚至尿路腫瘤等原因。如果有發現上述的疾病當然必須先給予正確且合適的治療，而非直接歸類到神經性膀胱。在順利排除其他原因之後，終於可以針對神經性膀胱來專門進行檢查了，這類的檢查統稱為「尿路動力學檢查」，簡單來說就是透過各種方式想辦法重現或者模擬病患平時的尿液貯存和排空狀況，常用的檢查包含有排尿日誌、尿流速及殘尿量、膀胱壓力圖檢查、壓力尿流研究，以及錄影尿路動力學檢查。

排尿日誌顧名思義就是針對喝水排尿作一個完整的紀錄，一般我們希望能有至少連續 3 天的紀錄，當然越多天是越好。表單內容主要包含時間、喝水量和排尿量。我們會給病患一個有刻度的杯子測尿量，另外會請病患準備一個有刻度的杯子喝水，喝水和排尿的時間點以及量都要寫下來，夜間起床尿尿也要做紀錄。當然如果是有急尿感的病患，也會請他們特別紀錄哪些時候發生急尿感甚至漏尿。

檢查須持續進行以利治療追蹤

另外一個非侵入性的檢查是尿流速及殘尿量，主要需要病患配合喝水脹尿至門診排尿檢查。其他的部分嚴格來講都是侵入性的檢查，因為需要放管子進入尿道和膀胱，透過灌水或顯影劑來模擬整個膀胱貯存及排空尿液的過程，無論怎樣努力都還是可能產生些許不舒服的情形。功能性的問題常常變化很大，並不是一次檢查就可以得出完全正確的結論，了解這點比起實際上檢查怎麼進行還要重要。這邊再次強調針對神經性膀胱並不一定能有百分之一百的答案，即使做了所有能做的評估，常常也只是有一個大致的方向，仍然需要持續的治療追蹤。

併發病影響巨大

關於神經性膀胱的併發症，前面提到會影響正常膀胱的功能，而正常膀胱功能主要有兩個：貯存和排空尿液。主要的併發症區分也就跟症

狀有關,一是在貯存時出問題,通常表現是漏尿或者尿失禁;另一是在排尿的時候,簡單講就是尿不乾淨,或者嚴重一點的甚至根本尿不出來。然後最糟的情況就是很可能兩者會一起出現,平時漏尿,需要時又尿不出來。

狀況 1:尿不乾淨、尿不出來

此時患者會感到尿脹在膀胱裡很不舒服,有很多人出現緊張、血壓高、頭痛等情形,當然這是短期的,當尿出來之後或透過適度導尿就可以改善。但是長期下來會出現更嚴重的問題,主要是尿路感染和產生結石。假設今天有一盆水放在戶外,水總是流不乾淨,時間久了就會開始長青苔,還會有很多蚊蟲孳生。類似的概念,長期排空不完全的膀胱就會有這樣的問題,造成尿路感染和結石,甚至更進一步因為壓力的傳遞關係造成腎臟積水,慢慢影響腎臟功能。

狀況 2:漏尿

漏尿是一種當你沒有遇過就很難想像,而且就算遇過,也很難以文字具體形容的情況。我們用最極端的情況來想像一下,隨時隨地持續漏尿的情況會發生什麼:首先是患者必須要整天包尿布,而且尿布一直是溼的,潮溼的會陰部可能產生皮膚病變或者感染,尿布的需求會是一個很大的經濟負擔,同時生活也會受到很大的限制,出門非常不方便。如果又是生活無法自理需人協助的患者,也會對家庭和其照顧者產生巨大的壓力。

　　最後總結一下神經性膀胱可能產生的併發症：醫療專業上面臨的問題是尿路感染、結石、腎功能惡化，但更多的問題或許來自患者生活與照護上的不便，後續產生的社會經濟問題更是此類疾病需要面對與解決的。

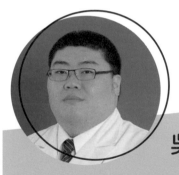

吳書雨 醫師

　　臺北慈濟醫院泌尿科主治醫師，慈濟大學醫學系畢業後於花蓮慈濟醫院接受泌尿專科訓練，後陸續服務於玉里慈濟醫院及衛生福利部基隆醫院。有幸待過各種不同層級的醫院，得以見識不同的醫療生態，也比較能了解現實面的困難。

　　個人專長及有興趣的領域是排尿障礙、尿路感染、尿路結石及泌尿道腫瘤。目前除了於臺北慈濟醫院服務外，亦支援基隆醫院門診業務，並積極參與服務及義診活動，十分感恩能有這些為民眾服務的機會。

22
清潔自我導尿 Q&A

　　神經性膀胱意味著膀胱可能無法正常感知到排尿需要、正常執行排尿並排乾淨，因此在醫師評估過後，可透過清潔導尿，幫助膀胱完成排尿的功能，以下針對常見的疑惑進行講解：

 Q1 **一旦開始導尿之後是不是代表我的病不會好，要一輩子導尿？**

A1　　「功能上」、「構造上」正常的泌尿系統，所產生的泌尿道感染。常見的有：女性的、急性腎盂腎炎、反覆性的膀胱炎等。此種治療通常只需要使用短天數的口服抗生素治療即可。

何謂清潔自我導尿？

A₂　　清潔自我導尿是一種安全又有效的方法，可解決膀胱排空的問題，放置滯留性導尿管雖然可能很方便，不用幾個小時導一次，但滯留性導尿管有較高的疼痛、結石、反覆性感染的風險。

許多人誤以為清潔自我導尿時要做到無菌導尿，因而不敢做自行導尿，其實它的準備工作很簡單，只要做到用肥皂等清潔手部即可。導尿的時候尿往外面流，其實細菌會被沖出來，不要太擔心細菌會被帶進去的問題。

該如何進行清潔自我導尿？

A₃ ● **清潔自我導尿事前準備**

潤滑劑、導尿管、肥皂

● **男性導尿步驟**

1. 以肥皂洗淨雙手，採坐姿，背後靠。

2. 將包皮後推露出尿道口，清洗乾淨，或以優碘消毒尿道口。

3. 在導尿管前端塗上潤滑劑，拉直握緊陰莖，稍加用力將導尿管插入尿道約 15-20 公分，使尿液流出。

4. 當原來的位置不再有尿液流出時，要將導尿管往外拉一點點，直至尿液完全流出，就可將導尿管緩慢拔出。

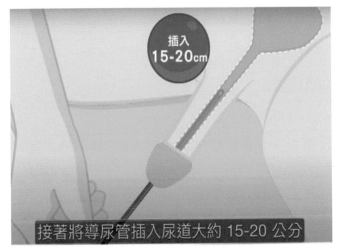

接著將導尿管插入尿道大約 15-20 公分

★原來的位置尿不再流出時要往外拉一點點

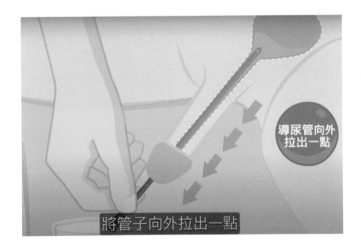

將管子向外拉出一點

●**女性導尿步驟**

1. 以肥皂洗淨雙手，採坐姿，屈膝。

2. 將陰唇以手指分開，用肥皂將尿道周圍洗淨，或以優碘由上而下消毒外陰部，並清潔尿道口。

3. 在導尿管前端塗上潤滑劑，將導尿管慢慢插入尿道約 5 至 7 公分，使尿液流出。

4. 當原來的位置不再有尿液流出時，要將導尿管再往內放 1 公分，直至尿液完全流出，就可將導尿管緩慢拔出。

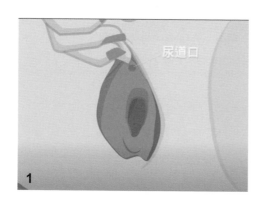

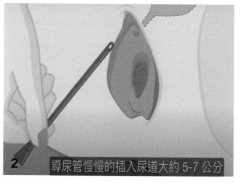

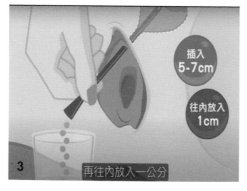

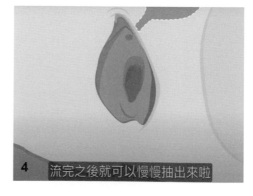

如果要出國或參加聚會怎麼辦？

A4　　首先應避免暴飲暴食或過度飲酒，以免影響排尿量而攪亂導尿的時間表，喝醉也會增加導尿的困難。機場安檢時確實會限制行李的液體消毒液，可能需要準備一些拋棄式的管子，就可以減少消毒液需求，到當地再買新的消毒液。

 感覺導尿好羞恥，不想讓別人知道！

A5　　人都會有生病的時候，家人或主要照顧者最好須具備自助導尿的概念與能力，真的遇到困難時，才有人可以幫忙。在學習導尿初期需要學習及發掘適合自己的技巧，尤其是有些病友可能有不同程度的上肢機能異常，有時需要集思廣益才能找到好的方法。

 何時須盡快返回醫院找醫師？

A6　　當發生以下情形，可以先做初步的問題排除，若無改善，就需要趕快回診尋求專業協助：

　　1. **導尿異常**：例如感覺疼痛或導尿管無法順利地插入時，除了加強潤滑，可能需要諮詢醫師，切勿勉強或過分用力插入。過分用力可能導致出血或黏膜受損。潤滑不夠或動作不夠溫柔，可能刺激括約肌，導致插不進去的問題，此時需要諮詢照護團隊發掘障礙，突破困難。

2. **儲存尿液的功能改變：**在接近的飲水量的狀況下，來不及導尿就漏出來，可能代表膀胱容量不夠，儲存尿液的時候膀胱壓上升。如果是胸椎以上脊髓受傷的患者，可能會有交感神經反射亢進的情形。這時膀胱壓力會導致一系列惡性循環，推升血壓，出現盜汗、上半身潮紅、頭痛等交感神經興奮的副作用。嚴重的時候，甚至會出現腦出血引發更多神經問題。

3. **懷疑感染：**例如膀胱尿道痛、發燒、睪丸腫大發燙、背痛或尿液顏色混濁，都是感染的徵兆，需要回診。雖然多數人發現尿液混濁時，會先多喝水與增加導尿次數，但若嘗試後仍舊沒改善，就必須回診。

4. **尿量的異常：**如果正常喝水的情況導尿的量一下很多一下很少，例如一次 600cc，另一次小於 200cc 時，有可能是身體因為其他原因製造不出尿液，或是尿液卡在腎臟或膀胱裡面，都可能需要緊急就診。

常見情境	可能原因
導尿管無法插入	需要更多潤滑
正常導尿但漏尿或量變少	膀胱儲存功能變化
發燒腰痛、會陰腫	發生感染
喝水量差不多但尿變少	可能腎衰竭或其他系統性問題

Q7 為什麼已經學會導尿了，但還是得回診？

A7　　特別是青春期發育的孩童，神經學症狀可能因為身體長高抽長的時候，脊椎跟薦椎神經拉扯，產生新的變化，或許需要額外的治療，單純導尿可能不夠。根據韓國長期追蹤的結果，從新的膀胱過動，膀胱容量變小，膀胱頸打不開都有可能。有做過膀胱增大的患者，依照當時取大腸或小腸，從酸鹼不平衡、鈣質流失到手術吻合的結石或狹窄，都需要定期回診。

Q8 我導尿時偶爾會出現很多黏黏黃黃的沉積物，怎麼辦？

A8　　其實有可能是以前脫落沉澱的膀胱黏膜，身體本來會在每次尿尿的時候排出來，但導尿的水流較慢，不足以像水庫洩洪噴砂一樣排出，有時會沉積在底部，在某一次導尿才一起導出來，若是氣味正常，可先多喝水與增加導尿次數，但若嘗試後仍舊沒改善就必須回診。

Q9 導尿好麻煩，我可以少喝點水以減少導尿的次數嗎？

A9　　不行，維持每日尿量 1500cc 或每公斤體重一天 30cc 的尿量較佳，多製造尿液並定時導尿可以幫助排出致病菌，水喝太少時反而會增加泌尿道感染的風險，一定要避免。

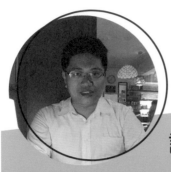

許竣凱 醫師

　　慈濟大學醫學系畢，現任臺北慈濟醫院泌尿科主治醫師。醫療專長為尿路結石、婦女泌尿科、尿失禁及排尿障礙、疝氣微創手術、血尿及泌尿腫瘤治療、單孔腹腔鏡手術。

　　在從事臨床工作的過程中，深切的體會排尿困擾不只是生理問題，也是一種社會失能、心理焦慮的多重苦惱。在本書文章中，許醫師試著以多角度分析尿床的原因及自我導尿須知，希望能對讀者有些許幫助，有任何問題都歡迎到診間好好聊一聊。

MEMO

CHAPTER
9

間質性膀胱炎

23
淺談間質性膀胱炎及其治療

間質性膀胱炎 (Interstitial cystitis, IC) 一詞最早由 Skene 學者在 1887 年提出，主要針對在膀胱鏡檢查中發現典型的腎絲球狀出血點 (glomerulations) 或亨納氏潰瘍 (Hunner's ulcer) 的黏膜病變。2002 國際禁尿學會 (International Continence Society, ICS）建議使用 Pain Bladder Syndrome(PBS) 來描述：**「在沒有感染或其他致病因素的前提下，病人主訴一種疼痛症候，特徵是與膀胱儲尿時有關的恥骨上疼痛，常常伴隨有白天和夜間頻率增加」**。2008 歐洲學者則建議使用 Bladder pain syndrome(BPS) 來描述以上症狀及膀胱鏡下的變化。

當前 BPS/IC 的標準定義將這種情況描述為一種疼痛綜合症，排除其他原因和疼痛，主要與膀胱有關，伴有下尿路症狀（例如：急尿及頻

尿）。疼痛的出現時間也被強調，由於各國定義不同，疼痛必須持續 6 周到 6 個月不等。膀胱鏡檢查通常是為了排除潛在的膀胱病變，檢視膀胱黏膜的變化，並不是強制的！因此不要為了膀胱鏡檢查而延誤診斷。

　　BPS/IC 的病理生理學，目前被廣泛接受的理論大致以膀胱黏膜內層的初始損傷造成黏膜缺陷，進一步使得刺激物質入侵黏膜下層，觸發一連串的炎症反應。（圖 1）

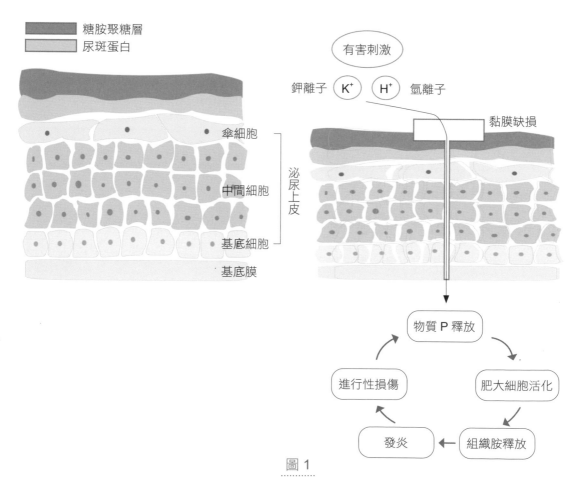

圖 1

圖中可以看到尿路上皮具有特殊的結構，表層含有多醣（硫酸軟骨素和透明質酸 [chondroitin sulfate，hyaluronic acid]）和深層含有糖蛋白 (glycoproteins)。

這種結構層可以穩定黏膜，使尿液中的細菌和刺激性物質不易黏附且不會滲透。當這種通透性屏障成分出現缺陷或損壞，將導致尿液中之細菌或刺激成分滲漏到黏膜下層。當部分尿中物質或鉀離子等穿過尿路上皮，將導致肌肉和神經細胞去極化，引發炎症級聯反應和肥大細胞脫粒，最終導致下泌尿道症狀的出現。

在 BPS 患者的膀胱檢測中可偵測到尿斑蛋白 (uroplakins)、硫酸軟骨素 (chondroitin sulfate) 和緊密連接蛋白 (tight junction proteins) 的排列異常，印證以上的理論。

研究指出 BPS/IC 對生活品質的影響大於長期血液透析、系統性紅斑狼瘡或類風濕關節炎等長期慢性疾病，因此，治療 BPS/IC 的主要目標是提高生活品質。治療是一種需要綜合多種學科合作之生物、心理的臨床治療方法。除了給予患者適度的疾病衛教，心理支持和行為治療也是很重要的。

口服藥物可以緩解症狀，但因其副作用，往往服藥順從性較差。

我們試著以膀胱灌注治療，提高生物利用度，減少副作用。目前，膀胱灌注以玻尿酸治療為主流，研究顯示，玻尿酸灌注針對膀胱的疼痛有顯著性的改善。使用玻尿酸和硫酸軟骨素灌注 / 膀胱黏膜 GAG 層補充療法，也被證明可有效緩解症狀。玻尿酸透過與 GAG 層結合不僅僅

增強尿路上皮組織屏障，並藉由抑制白血球 (leukocyte) 移動、黏附免疫複合物、結合特定受體 (I-CAM 1) 來產生抗發炎作用。在大鼠膀胱模型中單劑量膀胱內玻尿酸灌注可立即減少炎症細胞浸潤和膀胱炎症的嚴重程度。不僅通過瞬間恢復，玻尿酸具有刺激新細胞形成以及再生 GAG 層的能力，進而到長期療效。研究顯示，膀胱內玻尿酸灌注對難治型患者是一種有效且安全的治療方法。不論之前的治療方式為何，也不論是否有出現亨納氏潰瘍的存在，皆不影響玻尿酸的功效。膀胱灌注玻尿酸簡單來説，就是幫膀胱敷面膜，促進黏膜的健康，避免刺激物質滲入黏膜下層，並藉由細胞活動降低發炎反應，長期有刺激細胞新生的效果，來強化膀胱黏膜，有效減緩症狀。

　　針對頻尿或急尿，近幾年的新藥發展大大降低傳統抗膽鹼藥物的副作用，也有外用型的治療貼片，膀胱內的肉毒桿菌注射更是大大改善臨床症狀。

　　再生醫學的部分，目前使用自體高濃度血小板膀胱注射也有研究證實其有效性。因此，治療上變得多元，提供患者更多選擇。

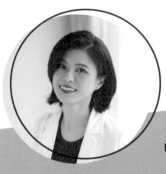

呂研嫚 醫師

高雄醫學大學醫學士、高雄醫學大學醫學碩士。

現任高雄市立大同醫院泌尿科主治醫師，曾任高雄市立旗津醫院泌尿科主治醫師、高雄市立小港醫院泌尿科主治醫師、高雄醫學大學附設醫院泌尿科總醫師／住院醫師。

臨床專業包括：泌尿道腫瘤、腎上腺腫瘤、前列腺癌、結石、排尿障礙、間質性膀胱炎、膀胱過動、婦女泌尿、小兒泌尿、前列腺肥大、急／慢性前列腺炎、感染、血尿、包皮、結紮。

24

間質性膀胱炎之治療與保健

小玥這幾個月來被一直想小便的頻尿感所困擾，讓她工作時坐立難安。更糟糕的是，每次只要脹尿，下腹就會傳來陣陣疼痛，讓她連忍住尿意都沒有辦法。

本來以為是單純的尿路感染，所以小玥到家中附近的藥局買藥自行服用，但吃了幾個禮拜的藥都不見改善。最後小玥到醫院的泌尿科門診求醫，經過幾項專門的檢查之後，泌尿科醫師確定，小玥是得到了「間質性膀胱炎」。

間質性膀胱炎是什麼？

間質性膀胱炎是一種十分特殊的疾病，它會造成膀胱內膜發炎及破

損；患者會出現頻尿、反覆下腹疼痛（特別在脹尿的時候）、感覺解尿解不乾淨、甚至血尿等情形。這些症狀與一般細菌性膀胱炎很類似，所以許多患者剛開始常會被診斷為普通的細菌性膀胱炎，但接受過一段時間的抗生素治療後症狀卻沒有改善。

常見的間質性膀胱炎症狀包括：
- 頻尿（每日解尿次數超過 8 次）
- 脹尿時下腹出現疼痛感，並在解尿後緩解
- 夜尿（每天晚上入睡後會起床解尿 2 次以上）
- 會陰部疼痛或壓迫感
- 膀胱有痙攣緊縮的感覺
- 性交疼痛

在診間，往往會看到有辛苦的病友因為這個疾病，不知看了幾位醫師，做了多少檢查，卻都找不出病因，最後輾轉才在泌尿科醫師這邊找到答案。為什麼會這樣呢？

間質性膀胱炎與常見的疾病不同，並沒有一個簡單的方式或檢驗可以直接診斷。加上間質性膀胱炎的症狀和許多疾病（例如細菌感染造成的膀胱炎，或是骨盆腔發炎）有相似之處，臨床上很容易混淆。因此，在診斷間質性膀胱炎之前，醫師需要花一段時間觀察、進行檢查，有時甚至要給予藥物並觀察給藥後的反應，才能確定診斷。所謂的「一段時

間」還要依照每個人的病情複雜程度而定，有時可能需要數周之久；這樣不容易診斷的疾病，如果不是由有經驗的泌尿科醫師進行診療，是很可能被遺漏的，自行到藥局買藥，更是絕對無法獲得治療的。

　　除了讓病友們感到困擾，間質性膀胱炎對醫師而言，也是十分具有挑戰性的疾病。目前醫界對間質性膀胱炎的理解是，罹病之後，膀胱黏膜會出現發炎的現象，使得黏膜表面出現破損；當尿液流進膀胱，破損的黏膜會受到尿液的刺激，產生種種不舒服的感覺。

　　然而，醫師們對間質性膀胱炎的成因還不夠清楚，雖然有許多可能的假說，卻沒有任何一個被直接證實。因此，目前的治療方式，都是以處理症狀作為主要方向，沒辦法直接治癒病因──因為根本就不知道病因是什麼！

間質性膀胱炎的常規療法

　　網路上很多關於間質性膀胱炎的症狀介紹，但對治療的著墨卻比較少，因此接下來會比較仔細地介紹針對間質性膀胱炎的常規療法。

　　目前泌尿科針對間質性膀胱炎的常規療法，包括下列三大類：

口服減緩症狀的藥物

包括各種止痛藥，或是減緩頻尿症狀的交感／副交感神經調節藥物。

因為止痛藥跟神經調節藥物都分別存在幾種不同類型的藥物，當症狀比較嚴重的時候，醫師可能會同時開立 2、3 種止痛藥或 2、3 種減緩頻尿的藥物，這是為了利用不同機轉進行加乘，並不是重複用藥。如果對藥物有疑問的話都可以與醫師討論。

 膀胱鏡膀胱水擴張手術

雖說是「手術」，但實際上體表不會有任何傷口。這個手術會在麻醉下進行，醫師利用膀胱內視鏡將生理食鹽水注入，把膀胱灌脹撐大，整個過程大約半小時左右。這麼做可以協助醫師確定診斷，也可以進行治療。如果在手術過程中，膀胱黏膜出現明顯的點狀出血，就可以診斷為間質性膀胱炎。另外，膀胱被灌脹之後，有機會降低黏膜下神經叢的敏感程度，並且增加膀胱的尿容量，進而達到緩解症狀的療效。然而，水擴張手術的效果並不是永久的，因此需要搭配其他治療方式，或是過一段時間後再度施行。

 使用修復膀胱黏膜的藥物

膀胱藥物灌注或是口服肝素類似物。使用這類藥物的邏輯如下：雖然病因不清楚，但既然已經知道間質性膀胱炎會讓膀胱黏膜受損，那麼

想辦法修復膀胱黏膜不就好了嗎？

因此，醫師會使用一些可以修復膀胱黏膜上「多醣蛋白保護層」的藥物，你可以把這個保護層簡單地想像成一層防護罩，它可以保護膀胱黏膜不被尿液中的毒素或代謝廢物刺激，進而減輕間質性膀胱炎的症狀。比較可惜的是，目前沒有辦法使用藥物去永久修補保護層，都是暫時性的，因為病因沒有根除的情況下，只要膀胱黏膜依然處於發炎狀態，一段時間之後，被修補的保護層依然會回到破損狀態，因此要持續多次接受治療，才能讓病情穩定。

目前台灣比較常被醫師處方的修復藥物如下：

■ **玻尿酸：**醫師會將透明清澈的玻尿酸液體用導管灌到膀胱裡，等一段時間之後再由病友自行解尿排出，玻尿酸可以修補黏膜上的保護層。當症狀比較嚴重的時候，可以每周灌注一次以上，緩解之後可以延長灌注的間隔時間。

■ **口服肝素類似物：**這類藥物經過口服之後，經過身體的代謝，會生成類似肝素的化合物並進入尿液，這些化合物也可以修補膀胱黏膜。

值得注意的是，上述兩種藥物的價格並不便宜，因此需要先接受膀胱水擴張術之後，再憑手術紀錄與術中照片向健保局申請，如果病友想要直接使用的話，需要自費負擔。

間質性膀胱炎的進階或實驗性療法

對於比較嚴重的間質性膀胱炎，泌尿科醫師就會考慮更進階的後線療法或是實驗性療法，以下僅列出較常見療法的名稱：

1. 膀胱鏡膀胱肉毒桿菌注射
2. 膀胱富血小板血漿（PRP）注射
3. 口服免疫抑制劑
4. 薦椎神經電刺激療法

這些治療方式之所以會被列為後線療法，代表著有一定的缺點，可能是價格較高，較具侵入性，或是療效因人而異，變化較大；需要病友們與醫師進行比較深入的討論後才適合進行，因此這裡就不做詳細介紹。

病友能為自己做些什麼？

以下是一些簡單的建議：

 找尋可以和自己充分討論的醫師，並與醫師配合治療

因為間質性膀胱炎往往需要一段時間的檢查與治療，因此選擇可以與自己好好溝通、需求相符的醫師，才能維持穩定的治療關係，並提升治療品質。

設法降低生活壓力源

　　近年有學者提出假說,間質性膀胱炎可能源自於壓力造成的神經、內分泌及免疫功能失調,因此覺察自己的心理狀態,讓自己放鬆心情是很重要的。

 ## 建議避免特定食物

　　美國間質性膀胱炎協會建議避免高酸、高鉀、辛辣以及含咖啡因的飲食;因為這些食物會讓刺激性物質進入尿液中,更進一步刺激受損的膀胱。建議避免的食物簡單摘列如下:

- 柑橘、鳳梨、香蕉、哈密瓜、葡萄、李子、草莓、桃子以及上述水果的果汁
- 醃製肉類魚類,以及含(亞)硝酸鹽的肉製品
- 酒精性飲料、碳酸飲料(蘇打水、可樂)、蔓越莓汁、含咖啡因的飲料(咖啡和大部分的茶)
- 辣椒、味噌、黃豆醬油、番茄醬、芥末或香辛料(但大蒜可以吃)

　　那麼,上述食物都需要忌口嗎?身為醫師,我的建議是可以觀察看看這些食物對間質性膀胱炎的影響,因為每個人的體質不一樣,對飲食的反應也不同,如果觀察之後發現某些飲食對病情影響不大,那麼還是可以適量攝取;反之,如果發現某種飲食正是讓症狀惡化的兇手之一,那就要把它列入避免名單裡囉!

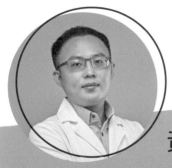

黃旭澤 醫師

你知道腎臟結石應該要看泌尿科而不是腎臟科嗎？小便有血該怎麼辦？學校健檢說小孩子的包皮過長，該不該割呢？

很多人聽到泌尿科，第一印象可能會想到的是「重振男性雄風」，而覺得離自己十分遙遠，其實，泌尿科與男女老幼的許多生活大小事都息息相關。

黃醫師在臺灣大學附設醫院接受泌尿專科的完整訓練，也參加國內外的研討課程以及日本信州大學附設醫院泌尿器科進修，目前於新店耕莘及永和耕莘醫院泌尿外科服務，提供排尿障礙、疝氣及結石微創手術、攝護腺肥大、泌尿腫瘤、性功能障礙、慢性骨盆腔疼痛及包皮相關問題的諮詢與治療。

目前也致力於將專業的泌尿科知識用用淺白易懂的方式，讓更多朋友了解。想獲取更多泌尿科的相關資訊，歡迎到黃醫師的個人部落格：https://hsuchehuang.blogspot.com/

或掃描 QR code：

CHAPTER 10

兒童尿床

25

兒童尿床的成因

今天診間來個小病人，是 9 歲的男孩小明，有一個小他 3 歲的妹妹。今天小明被爸爸帶到診間，爸爸說妹妹已經不會尿床了，但哥哥從以前到現在一直尿床，家裡洗床墊都快瘋掉了。

尿床是難以啟齒但並不罕見的問題， 6 歲的小學生約有 10% 在 1 年內曾尿床 1 次，但該比例會快速下降至 1%，大多是小規模的尿床而不是天天尿床。尿床雖然不會致命，但會造成父母及小孩內心的壓力，從擔心去畢業旅行的時候被同學發現，到父母教養的爭吵跟疲勞。

尿床可分為**原發性**與**繼發性**：

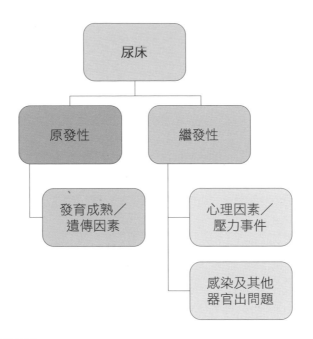

原發性尿床

　　原發性尿床乃指從嬰幼兒時期開始便持續發生者，或者不曾於 6 個月都沒有尿床。家人通常習以為常，認為就像閩南話說的「大隻雞慢啼」，等小孩長大後就會改善，一直等到受不了才就醫。以下分五個方面來說明遺傳、發育等生理問題：

1. **腦成熟度：**包括大腦覺醒中樞未發揮作用及夜間尿液製造過多，本來嬰兒就會睡得比較熟，隨著年歲增長，大腦覺醒中樞會慢慢發揮作用，回應排尿的需求而甦醒，然後起來上廁所。

2. **膀胱成熟度：**剛出生的嬰兒，膀胱逼尿肌過動及膀胱壓常常是偏高的，因為膀胱神經沒有發育，沒有協調括約肌先打開才逼尿肌收縮，也有

可能和漏尿有關,也正因為如此,如果病童有夜間尿床合併白天漏尿的問題,其實會因為膀胱及神經的問題特別難治療或訓練排尿。

3. **夜間膀胱容量不夠**:膀胱容量小於夜間尿量就會需要上廁所,來不及上廁所所就會尿床,有時這種問題跟典型的膀胱過動正好相反,典型膀胱過動是白天膀胱容量可能會比較小,睡著或專心做事情膀胱會放鬆變大,有些尿床的病童白天膀胱容量正常,但晚上睡覺反而容量變小,這是一種功能性的異常。

4. **夜間多尿**:例如晚上睡前攝取過多水分、牛奶或其他飲料,導致夜晚尿液增多,超過膀胱可以容納的量就會需要上廁所,無法醒來排尿就會尿床。這也是最常開始治療的方向。

5. **遺傳因素**:過去觀察性的研究顯示發現,若父母皆有尿床病史,小孩會尿床的比例是 77%;若父母一方有尿床病史,小孩尿床的機率為 44%;父母都不曾有尿床史,小孩尿床的機率只有 15%。遺傳的問題意味了從大腦到脊椎膀胱神經發育都可能較慢,會需要更長的時間發展。

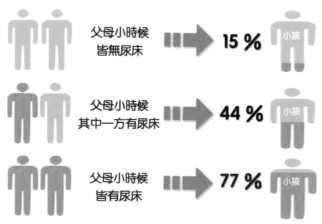

父母小時候
皆無尿床 ➡ 15 % 小孩

父母小時候
其中一方有尿床 ➡ 44 % 小孩

父母小時候
皆有尿床 ➡ 77 % 小孩

繼發性尿床

　　繼發性尿床則是指至少已經有 6 個月沒有尿床現象的小朋友，卻再度出現尿床現象，除了心理因素外，也可能是感染或其他器官的問題。

1. **心理壓力**：常見的是換新環境、考試等緊張情緒，心理影響生理導致睡眠障礙，情緒紊亂，這種尿床會突然發生，通常在正面處理心理問題後，能得到緩解。

2. **感染**：成人的角度來看，感染經常導致疼痛，但病童可能不覺得疼痛，但仍造成膀胱變小或頻尿的問題。感染或結石和便秘及隱藏的排尿障礙有關，放任不管可能導致腎功能受損，是泌尿科醫師一定會先排除的因素。

3. **系統性疾病**：例如糖尿病、腎衰竭、心衰竭等主要器官異常，都會導致水分調控出現問題，雖然兒童少見這種系統性異常，但如果不幸孩童有這種疾病，尿床的問題會類似成人的夜尿，需要先控制主要系統性疾病。

4. **影響大腦的藥物**：少數孩童可能因為病情需要，例如癲癇而必須使用減少大腦活動的藥物，大腦活動變慢及變遲鈍，可能會影響判斷，例如什麼時候需要醒來尿尿，如果真的有使用會穿過血腦障壁的藥物，可能需要檢視副作用及調整藥物。

　　最後也是最重要的事，醫師一定會詢問有沒有合併其他排尿異常，例如尿急、漏尿、想尿憋不住，如果合併其他問題會被稱為非單一症狀尿床。非單一症狀尿床若排除心理壓力或行為規範異常的問題，則暗示隱藏的其他系統性異常，從智能不足發展遲緩、膀胱尿道解剖構造異常、到神經膀胱炎都有可能，泌尿科醫師會從非侵入性檢查開始，抽絲剝繭找出真相，少數懷疑神經性膀胱炎的個案需要尿路動力學檢查。

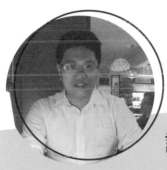

許竣凱 醫師

　　慈濟大學醫學系畢，現任臺北慈濟醫院泌尿科主治醫師。醫療專長為尿路結石、婦女泌尿科、尿失禁及排尿障礙、疝氣微創手術、血尿及泌尿腫瘤治療、單孔腹腔鏡手術。

　　在從事臨床工作的過程中，深切的體會排尿困擾不只是生理問題，也是一種社會失能、心理焦慮的多重苦惱。在本書文章中，許醫師試著以多角度分析尿床的原因及自我導尿須知，希望能對讀者有些許幫助，有任何問題都歡迎到診間好好聊一聊。

26

小兒尿床盛行率與
對兒童發展的影響

　　在上一節我們認識了兒童尿床的病因，在進入下一章瞭解該怎麼對症治療之前，不妨先喘口氣，一起來看幾個關於有趣的尿床冷知識吧。

兒童尿床其實很常見，古今中外皆無例外

　　各國的學齡兒童尿床盛行率約在 5~15% 之間，隨著年齡增長、尿床的定義、遺傳、種族民情等因素略有不同。目前的國際臨床指引與臺灣專家共識皆認為，5 歲以上的兒童尿床需要被正式評估，而 6 歲以上如仍時常尿床則可能需要積極治療 [1]。如果以國際兒童尿控

協會 ICCS (International Children's Continence Society) 的定義來看 [2]，可以將尿床分成多種不同的型態，最常見的原發性尿床 (primary monosymptomatic enuresis，指的是從嬰幼兒時期開始持續尿床，從未持續 6 個月以上沒尿床) 約占 8 成，而繼發性尿床 (secondary monosymptomatic enuresis，指的是孩童有超過 6 個月以上沒有尿床之後，再度發生的尿床) 與合併日間的下泌尿症狀的非單一症狀尿床 (Non-monosymptomatic Enuresis, NMSE)，粗估約占所有尿床的 15~30% 左右。圖 1 可以概略看出不同種類的尿床及可能病因。

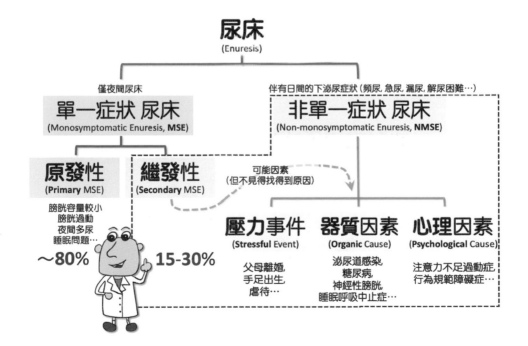

圖 1：尿床的分類及所占比例

理論上不同類型的兒童尿床盛行率略有不同，但國際兒童尿控協會 ICCS 是在 2006 年修訂尿床定義 [2, 3]，因此過去流行病統計文獻大多沒有特別區分單一症狀尿床 (MSE) 與非單一症狀尿床 (NMSE)，在一篇涵蓋 22,000 多人的統合分析中，多數國家的 7 歲兒童所有種類 (MSE + NMSE) 之尿床盛行率約為 10.8%，若是單看原發性單一症狀的尿床 (MSE)，7 歲兒童盛行率約在 6.2~15.5% 之間，似乎差異沒有很大 [4]。原發性尿床會隨年齡增長而自行改善，在 7 至 12 歲之間的孩童，每年約有 15% 自發性改善的機會，而 12 至 17 歲之間的青少年則為每年 11% 自發性改善率，當然也可藉由泌尿與兒童專科醫師進一步的診斷治療來達到改善。到了青春期晚期及成年時期，約僅剩不到 1% 的患者仍有尿床的困擾了 (圖 2)[4-6]。

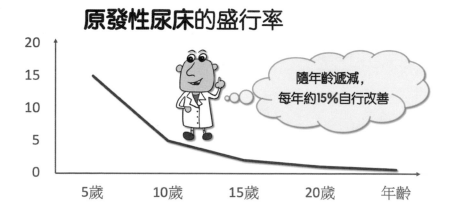

圖 2：原發性尿床的盛行率隨年齡增長而減少 [6]

小男生比小女生更常尿床

　　美國 80 年代的資料庫研究中發現，小男生比小女生更常尿床。不管是偶發性尿床或是經常性尿床，男性都是一個獨立的預測因子，在 7 歲孩童的尿床盛行率，男孩比女孩約是 9%：6%，而在 10 歲孩童中，男孩比女孩則為 6%：3% [7]。多數西方國家男孩尿床是女孩的 2 倍左右，瑞典的文獻甚至觀察到男孩尿床率高達女孩的 3 倍之多 [4, 8, 9]，在台灣也是男生顯著多於女生，勝算比約 2.4 倍，至於不同年齡的台灣男女孩尿床盛行率，可以參考圖 3[10]。

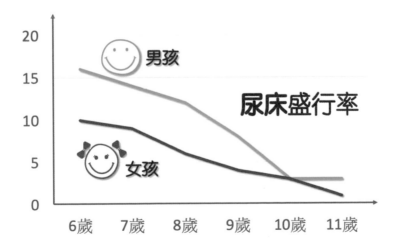

圖 3：台灣不同年齡的兒童性別與尿床盛行率 [10]

尿床是一種血濃於水的親子傳承

如果父母其中一人小時候會尿床,則小孩有 **44%** 機會也會尿床,若父母雙方小時候都會尿床,則他們的小孩有將近 **8** 成的機會也會飽受尿床所苦,如果父母雙方兒時都沒有尿床困擾,那他們的子女僅有 **15%** 會尿床 [11]。而在雙胞胎的觀察研究也發現類似現象,相較於近 **7** 成的同卵雙胞胎同時有尿床的困擾,異卵雙胞胎只有同卵雙胞胎的一半(約 **36%**)的尿床機率 [12]。另一個有趣的現象是,孩童尿床改善的時間點和他們的父母小時候尿床改善的年紀也常相去不遠 [13],如此看來,尿床也算一種血濃於水的證明。

現有的研究已發現和尿床有關的基因可能位在第 **12**、**13** 和 **22** 對染色體上,分別對應到 ENUR2、ENUR1 和 ENUR3 等不同的基因位點 [9, 14, 15],尿床的基因理論上是體染色體顯性遺傳,但前面有提到男孩比女孩多,表示尿床也可能和性聯染色體相關。可惜的是,因為尿床是個多重病因共同形成的複雜問題,而不單只是基因遺傳,再加上各個基因位點的異質性 (heterogeneity),目前尚無法證實這些基因型 (genotype) 與表現型 (phenotype) 之間的確切關聯性。

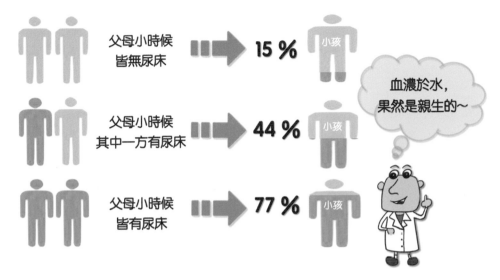

圖 4：父母尿床與孩童尿床的關聯

尿床對兒童發展之影響，誰是因誰是果？

　　尿床雖然是一個十分擾人的症狀，不過並非無法治癒的疾病，然而如果缺乏妥善診治，在台灣望子成龍成鳳的社會期盼下，尿床很可能變成壓垮兒童心智發展與家庭和諧的最後一根稻草 [16]。

　　尿床會直接導致孩童的自尊心受創、社交障礙、不敢參與對需要過夜的社交活動以及親子雙方的心理壓力 [17]。而尿床也同時干擾孩童與家長的睡眠品質，甚至會惡化到雙方日間的學習與工作效率，對生活品質造成嚴重的負面影響 [18]。

孩童尿床與睡眠呼吸中止症、注意力不足過動症、膀胱腸道功能障礙 (bladder and bowel dysfunction, BBD) 等疾病有關 [2, 19]，但目前認為尿床與這些疾病存在著共病性與相輔相成的惡性循環，而非尿床直接導致這些病變的產生，因此，孩童尿床要考慮的疾病面向很多，但誰是因誰是果，則需要專科醫師來協助釐清及診治。

小兒尿床和成人夜尿，前世與今生？

老一輩常常說「小時候的胖不是胖」，那小時候的尿床和長大後的夜間頻繁解尿有關聯嗎？目前越來越多研究認為答案是 "Yes"！小兒尿床與成人夜尿確實有其關連性 [20-22]，畢竟兩者都和膀胱過動症、夜間多尿、睡眠障礙及家族史等因素有關，也都會造成心理健康與生活品質的負面影響。不過同中有異，兩者要特別留意的共病其實不太一樣，小兒尿床要釐清孩童是否有便秘和注意力不足過動症等問題，成人夜尿則是要注意心血管疾病與夜間跌倒風險 [23]。

另外雖然說長大之後的夜尿和小時候尿床有關，但也只比小時候不會尿床的人增加 1.37 倍的風險 [24]，並不是無法逆轉的宿命，如果夜尿已經干擾睡眠與生活品質，尋求泌尿專科醫師的協助，才是治標治本的不二法門。

大手牽小手，一同戒斷尿布

　　雖然多數尿床會隨年紀改善，但研究也顯示越嚴重的尿床，自動痊癒的機會是越低的（圖 5）[25]。因此孩童尿床越頻繁，越應盡快接受專科醫師的診斷與積極治療，然而，考量到每個家庭的社會文化與經濟教育背景的不同，歐美國家的數據顯示僅有一半的家長會主動尋求醫療協助，甚至在黑人家庭僅有三分之一的就診率 [26]。過去許多國內外文獻也討論過社經地位較差的家庭是否孩童尿床機率較高，但尚未有明確定論 [10]。其實幸福家庭並沒有一個標準模式，相處融洽與親子溝通並不需要建立在特定的社經架構上，只要家長對尿床何時該尋求醫療介入有正確的概念，不要讓孩童錯失及早治療的良機，就能一起擁抱擺脫尿布的乾爽人生。

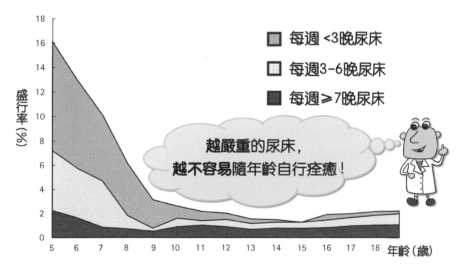

圖 5：尿床嚴重程度與隨年齡自癒的比例 [25]

結語

　　雖然多數的兒童尿床會自行痊癒,且理論上不會留下併發症,但如果親子雙方對尿床沒有正確的認知,很有可能造成孩童自尊心受損與家庭失和。而器質性病變或心理病徵造成的尿床,若無妥善的醫療協助,也可能演變成不可逆的泌尿系統與心智發展問題。因此,家有 5 歲以上尿床孩童,應勇於諮詢泌尿及兒童專科醫師,讓醫師陪伴家長與孩童一起釐清可能原因與制定治療方針,期望能在兼顧親子雙方的生活品質與親密關係之下,攜手擊退尿布大作戰!

Reference

1. Wang TM, Yang SS, Tsai JD, Yu MC, Chiou YH, Chen KL, Cheng HL, Lin J, Chen HW, Kuo HC *et al*: **Management of nocturnal enuresis in Taiwan: Consensus statements of the Taiwan enuresis expert committee**. *J Formos Med Assoc* 2019, **118**(6):965-972.

2. Neveus T, von Gontard A, Hoebeke P, Hjalmas K, Bauer S, Bower W, Jorgensen TM, Rittig S, Walle JV, Yeung CK *et al*: **The standardization of terminology of lower urinary tract function in children and adolescents: report from the Standardisation Committee of the International Children's Continence Society**. *J Urol* 2006, **176**(1):314-324.

3. Austin PF, Bauer SB, Bower W, Chase J, Franco I, Hoebeke P, Rittig S, Vande Walle J, von Gontard A, Wright A *et al*: **The standardization of terminology of lower urinary tract function in children and adolescents: update report from the Standardization Committee of the International Children's Continence Society**. *J Urol* 2014, **191**(6):1863-1865 e1813.

4. Abrams P, Cardozo L, Wagg A, Wein Ae, al. : **The International Consultation on Incontinence-6 (ICI-6) Book**. 2017.

5. Bayne AP, Skoog SJ: **Nocturnal enuresis: an approach to assessment and treatment**. *Pediatr Rev* 2014, **35**(8):327-334; quiz 335.

6. Blackwell CL: **A guide to enuresis: a guide to the treatment of enuresis for professionals. 2nd edn. Bristol: Enuresis Resource and Information Centre** 1995.

7. Byrd RS, Weitzman M, Lanphear NE, Auinger P: **Bed-wetting in US children: epidemiology and related behavior problems**. *Pediatrics* 1996, **98**(3 Pt 1):414-419.

8. Walker RA: **Nocturnal Enuresis**. *Prim Care* 2019, **46**(2):243-248.

9. Arnell H, Hjalmas K, Jagervall M, Lackgren G, Stenberg A, Bengtsson B, Wassen C, Emahazion T, Anneren G, Pettersson U *et al*: **The genetics of primary nocturnal enuresis: inheritance and suggestion of a second major gene on chromosome 12q**. *J Med Genet* 1997, **34**(5):360-365.

10. Chang P, Chen WJ, Tsai WY, Chiu YN: **An epidemiological study of nocturnal enuresis in Taiwanese children**. *BJU Int* 2001, **87**(7):678-681.

11. Bakwin H: **The genetics of enuresis**. *In: Bladder Control and Enuresis, Kolvin RM, Meadows SR (Eds), Medical Books Ltd, London* 1973:73.

12. Bakwin H: **Enuresis in twins**. *Am J Dis Child* 1971, **121**(3):222.

13. von Gontard A, Heron J, Joinson C: **Family history of nocturnal enuresis and urinary incontinence: results from a large epidemiological study**. *J Urol* 2011, **185**(6):2303-2306.

14. Eiberg H, Berendt I, Mohr J: **Assignment of dominant inherited nocturnal enuresis (ENUR1) to chromosome 13q**. *Nat Genet* 1995, **10**(3):354-356.

15. Eiberg H: **Total genome scan analysis in a single extended family for primary nocturnal enuresis: evidence for a new locus (ENUR3) for primary nocturnal enuresis on chromosome 22q11**. *Eur Urol* 1998, **33 Suppl 3**:34-36.

16. Tai TT, Tai BT, Chang YJ, Huang KH: **The Importance of Understanding Parental Perception When Treating Primary Nocturnal Enuresis: A Topic Review and an Institutional Experience**. *Res Rep Urol* 2021, **13**:679-690.

17. Theunis M, Van Hoecke E, Paesbrugge S, Hoebeke P, Vande Walle J: **Self-image and performance in children with nocturnal enuresis**. *Eur Urol* 2002, **41**(6):660-667; discussion 667.

18. Collis D, Kennedy-Behr A, Kearney L: **The impact of bowel and bladder problems on children's quality of life and their parents: A scoping review**. *Child Care Health Dev* 2019, **45**(1):1-14.

19. Neveus T: **Pathogenesis of enuresis: Towards a new understanding**. *Int J Urol* 2017, **24**(3):174-182.

20. Goessaert AS, Schoenaers B, Opdenakker O, Hoebeke P, Everaert K, Vande Walle J: **Long-term followup of children with nocturnal enuresis: increased frequency of nocturia in adulthood**. *J Urol* 2014, **191**(6):1866-1870.

21. Akashi S, Tomita K: **The impact of a history of childhood nocturnal enuresis on adult nocturia and urgency**. *Acta Paediatr* 2014, **103**(9):e410-415.

22. Gong S, Khosla L, Gong F, Kasarla N, Everaert K, Weiss J, Kabarriti A: **Transition from Childhood Nocturnal Enuresis to Adult Nocturia: A Systematic Review and Meta-Analysis**. *Res Rep Urol* 2021, **13**:823-832.

23. Goessaert AS, Everaert K, Hoebeke P, Kapila A, Walle JV: **Nocturnal enuresis and nocturia, differences and similarities - lessons to learn?** *Acta Clin Belg* 2015, **70**(2):81-86.

24. Negoro H, Fukunaga A, Setoh K, Kawaguchi T, Funada S, Yoshino T, Tabara Y, Yoshimura K, Kanematsu A, Nishiyama H *et al*: **Medical history of nocturnal enuresis during school age is an independent risk factor for nocturia in adults: The Nagahama study**. *Neurourol Urodyn* 2021, **40**(1):326-333.

25. Yeung CK, Sreedhar B, Sihoe JD, Sit FK, Lau J: **Differences in characteristics of nocturnal enuresis between children and adolescents: a critical appraisal from a large epidemiological study**. *BJU Int* 2006, **97**(5):1069-1073.

26. Rona RJ, Li L, Chinn S: **Determinants of nocturnal enuresis in England and Scotland in the '90s**. *Dev Med Child Neurol* 1997, **39**(10):677-681.

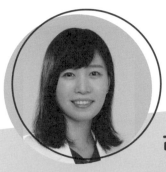

胡如娟 醫師

　　高雄醫學大學醫學系畢業,現任臺中榮民總醫院泌尿部主治醫師,主要研究領域為功能性泌尿與性功能泌尿,志在解決涵蓋男性與女性、成人與孩童、功能性與性功能相關的所有泌尿疾患。

　　具有外科專科醫師證書、泌尿科專科醫師證書、婦女泌尿學專家醫師證書等專業證照。

27
兒童尿床的治療

　　小朋友在晚上睡覺時如果不小心尿在床上，對家長及小朋友都會造成困擾，對家長來說要洗床單被套，增加了日常生活負擔，另外得教育小朋友不可以再尿床或是要去尋求治療；而對小朋友來說則是可能挨罵、被兄弟姊妹或是同儕團體嘲笑，對小朋友的心理也是一個嚴重的負擔。

　　其實尿床這件事，大家小時候或許都有遭遇過，只是可能都假裝沒這回事，那小兒尿床是如何定義或發生呢？

　　根據醫學上的定義，5 至 6 歲的小孩，仍然持續每個月有 2 次或 2 次以上會在夜間尿床的話，或 6 歲以上的小孩，仍然持續每個月有 1 次或以上在夜間尿床，才稱為「小兒夜尿症」，也就是尿床。

　　根據統計，兒童尿床的盛行率，5 歲者約 10%（約男生 7%，女生 3%），到了 10 歲則仍有 5% 左右（約男生 3%，女生 2%）。 隨著年齡增長，少部分患者夜尿的情況會逐年改善。但也有可能是其他疾病引起，應進一步檢查。

尿床的分類與原因

尿床可分為原發性與繼發性：

1. **原發性尿床**乃指從嬰幼兒時期開始便持續發生者

2. **繼發性尿床**則是指至少已經有 6 個月沒有尿床現象的小朋友，卻再度出現尿床現象，除了心理因素外，也可能是其他潛在疾病造成。

尿床的原因有很多，大致可分成生理跟心理兩方面：

1. **生理因素**：大致上可分成神經系統、泌尿膀胱系統不成熟、泌尿道感染與抗利尿激素分泌異常。

   ■ 在神經的部分是覺醒中樞的異常，膀胱脹尿的感覺無法讓小朋友醒過來上廁所，就靠著脊椎中樞的反射排尿而造成尿床了。

   ■ 膀胱容量還小，就很容易造成滿載而尿床。此外如果容易便秘，也可能讓膀胱容量較小。

   ■ 夜間大腦的抗利尿激素的分泌不足，造成夜間尿液製造過多，而造成尿床。

   ■ 先天性的泌尿系統異常，形成反覆性的泌尿道感染

2. **心理因素**：小孩情緒行為問題，壓力大、感覺失寵、受挫或被打罵，便在熟睡後將下意識的委曲，藉尿床來舒解壓力。

3.**基因遺傳因素**：雙親小時候有過尿床的兒童，會比雙親沒有過尿床的兒童更容易出現尿床機會；但造成遺傳的機轉目前還不是很清楚。

兒童尿床的治療

一般來說 5 歲以下小朋友不需要治療。首先帶小孩給醫師做完整的評估與診斷，先排除是泌尿系統或是神經系統疾病或是泌尿道感染的可能，再開始治療。

 生活型態的調整（行為療法）

■ **飲食注意**

鼓勵於白天時多攝取水分，晚飯過後儘量少喝水、避免食用一些會促進利尿的食物或飲料，像巧克力、可樂或茶，此外要睡覺前先上廁所把尿排乾淨再上床，且盡量在規律的時間就寢。

■ **排尿警報器** (Urine alarm)

這種方法是把包有金屬的尿布墊放在小孩床上，連上警報器（警鈴、蜂鳴器），只要有尿液就可以造成電流通路以啟動警報器，喚醒小孩去上廁所，以建立條件反射（圖 1）。此方法是目前治療尿床最有效的方法，且復發率相對較低。不過此法雖有效，但是要達到成效所需要的時間比較長，小患者及其家屬之配合度會比較差。

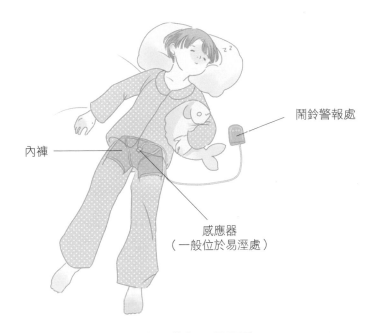

鬧鈴警報處

內褲

感應器
（一般位於易溼處）

圖 1：排尿警報器示意圖

■ 膀胱憋尿訓練

　　白天有尿意時，可要小朋友先忍一下或轉移其注意力，目的是要撐大膀胱容積及逐漸延長 2 次排尿的間隔。

■ 獎勵政策

　　若小孩子有達到要求，像是膀胱憋尿訓練或是有成功不尿床時給予獎勵，但是要注意的是萬一尿床，溼了床單褲子，也要避免給予打罵，責罵對心理因素造成的尿床反而有雪上加霜的壞處。另外就是不要為了預防尿溼床單而讓小朋友穿尿布睡覺，這樣會讓小孩更有依賴感而更難治好尿床。

藥物治療

■ Desmopressin (DDAVP)

這是目前治療尿床的首選藥物。它是 vasopressin 的類似物，其治療機轉為減少夜間排尿量，使其低於膀胱容量。正常人在睡眠時抗利尿激素的分泌會增加，尿液生成量則只有清醒時的一半。有些夜尿患者無此抗利尿激素的節律性，而在睡眠時仍有大量的稀釋尿液，Desmopressin 對於此類患者特別有效，立即的療效可高達 70%。劑型有鼻噴、口服及舌下三種，口服劑量為 200~400μg，舌下為 120~240μg，皆於睡前給予。以安全性來說，口服及舌下劑型算是蠻安全的，然而鼻噴劑可能有藥物過量造成副作用的可能性（嚴重低血鈉），目前已不建議使用。整個來說，安全且有效，不過停藥後的復發率極高。

■ 三環抗憂鬱劑 imipramine hydrochloride (Tofranil)

是治療尿床使用最廣泛的藥物，大概有 50% 的療效。其在治療尿床的藥理機轉並不是很清楚，可能是增加膀胱出口阻力。一般在 6 歲以下不可使用，而且一定要放在小孩拿不到的地方，因其過量使用有極大的毒性，像是心臟毒性或死亡，故現今已不建議當第一線使用。且停藥後復發率也很高。

■ 抗膽鹼類藥物 Oxybutynin

可以減少因膀胱過動、神經性膀胱或不正常排尿的不自主膀胱收縮 (uninhibited bladder contractions)，但是對於合併有日間頻尿急尿的患者才有較好的療效，對於只有夜尿的患者幫助有限。Oxybutynin 的使用

劑量通常為單純睡前 2.5 毫克或整天 5 毫克早晚使用。常見的併發症包括口乾、顏面潮紅、便秘、視覺模糊等。另外可考慮使用 Tolterodine 或 Flavoxate 等其他抗膽鹼藥物，只是要注意藥物在小朋友的可使用年齡。

表 1：治療兒童尿床的藥物

Desmopressin (DDAVP)	三環抗憂鬱劑 imipramine hydrochloride (Tofranil)	抗膽鹼類藥物 Oxybutynin
藥物首選	小心副作用	合併膀胱過動症才有效

　　雖然藥物是目前治療夜尿最常使用的方法，但是藥物對兒童的健康可能有潛在的危險，而且長期的效果並不好，故近年來文獻指出藥物並不適宜當作夜尿的主要療法，使用藥物加上行為療法才是比較長期的方式。

　　兒童尿床只是一種相當惱人的症狀，除了特殊的病因外，是沒有併發症的。但是會導致小孩心理的障礙及自尊心受損，可能會自卑或行為偏差，而且也會造成家長生活上的困擾及焦慮，甚至對小孩責罵，造成親子關係緊繃的情況。因此發現小孩有尿床時，不要責備，應該好言溝通並儘早求助專科醫師，讓醫師、家長及小孩一起找出最適合的治療方式，一起進步邁向更好的家庭生活。

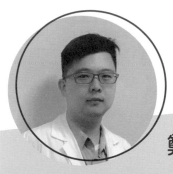

鄭隆峯 醫師

　　現任職於高雄市立岡山醫院（委託秀傳經營）泌尿科，同時也是高雄榮民總醫院泌尿外科特約醫師。

　　行醫助人是其堅定的目標，從中國醫藥大學醫學系畢業後，於高雄榮總外科部泌尿外科接受完整的住院醫師訓練，並取得泌尿科專科醫師資格，幸運地受到師長推薦而有了為偏鄉醫療服務的經驗，為執業生涯累積了不同的經歷。

　　在大醫院待過也曾為偏鄉服務過，目前在地區醫院為民眾繼續提供醫療服務。主要專長為對於攝護腺肥大引起的症狀、男女尿失禁、尿路結石、尿路感染、泌尿道腫瘤等問題的治療。

　　偶爾閒暇之餘，喜歡遊覽各地風景，感受世界的歷史與城市溫度，未知的旅程是很有趣的探險，同時也是給自己的禮物。未來，除了分享專業醫學知識，也希望能與大家交流更多的生活及旅遊資訊。

泌室大逃脫——

關於泌尿道症狀你該關心的事

  (01) **尿失禁**
高雄市立大同醫院泌尿科 呂研嫚 醫師

  (02) **尿失禁**
林口長庚醫院泌尿科 楊佩珊 醫師

  (03) **應力性尿失禁**
臺北榮民總醫院泌尿部 顧明軒 醫師

  (04) **急迫性尿失禁**
高雄長庚紀念醫院泌尿科 沈元琦 醫師

  (05) **間質性膀胱炎**
臺南市立安南醫院泌尿科 許齡內 醫師

  (06) **攝護腺肥大的藥物治療**
高雄醫學大學附設中和紀念醫院泌尿部 李香瑩 醫師、陳妤甄 醫師

  (07) **攝護腺肥大手術**
中山醫學大學附設醫院泌尿科 楊旻鑫 醫師

  (08) **夜尿**
臺中榮民總醫院泌尿外科 張璨文 醫師

 (09) **尿道及膀胱炎**
花蓮慈濟醫院泌尿科 張嘉峰 醫師

  (10) **男性難以啟齒的問題，包皮的大小事**
義大醫院泌尿科 吳振宇 醫師

Dr. Me 健康系列 192

尿失禁診治照護全解

作　　者／26 位泌尿科專科醫師
總 策 畫／廖俊厚
執行主編／鄒頡龍
協力主編／沈元琦、林大欽、廖丞晞、陳妤甄
選　　書／潘玉女

行銷經理／王維君
業務經理／羅越華
總 編 輯／林小鈴
發 行 人／何飛鵬
出　　版／原水文化
　　　　　台北市民生東路二段 141 號 8 樓
　　　　　電話：（02）2500-7008　　傳真：（02）2502-7676
　　　　　E-mail：H2O@cite.com.tw 部落格：http://citeh2o.pixnet.net/blog/
發　　行／英屬蓋曼群島商家庭傳媒股份有限公司城邦分公司
　　　　　台北市中山區民生東路二段 141 號 11 樓
　　　　　書虫客服服務專線：02-25007718；25007719
　　　　　24 小時傳真專線：02-25001990；25001991
　　　　　服務時間：週一至週五上午 09:30 ～ 12:00；下午 13:30 ～ 17:00
　　　　　讀者服務信箱：service@readingclub.com.tw
劃撥帳號／19863813；戶名：書虫股份有限公司
香港發行／城邦（香港）出版集團有限公司
　　　　　香港灣仔駱克道 193 號東超商業中心 1 樓
　　　　　電話：(852)2508-6231　　傳真：(852)2578-9337
　　　　　電郵：hkcite@biznetvigator.com
馬新發行／城邦（馬新）出版集團 Cite (M) Sdn Bhd
　　　　　41, Jalan Radin Anum, Bandar Baru Sri Petaling, 57000 Kuala Lumpur, Malaysia.
　　　　　Tel:(603)90563833　Fax:(603)90576622　Email:services@cite.my

美術設計／李京蓉
內頁繪圖／柯天惠
製版印刷／卡樂彩色製版印刷有限公司
初　　版／2022 年 9 月 13 日
定　　價／500 元

國家圖書館出版品預行編目 (CIP) 資料

尿失禁診治照護全解 / 台灣尿失禁防治協會 26
　位泌尿科專科醫師合著 . -- 初版 . -- 臺北市：
　原水文化出版：英屬蓋曼群島商家庭傳媒股
　份有限公司城邦分公司發行 , 2022.09
　面；　公分 . -- (Dr. Me 健康系列；192)
　ISBN 978-626-96478-4-2(平裝)

1.CST: 泌尿生殖系統疾病

415.8　　　　　　　　　　　　　111013550